临床眼科疾病检查与治疗

主编　张翠英　王丽娟　张　华　姜小华

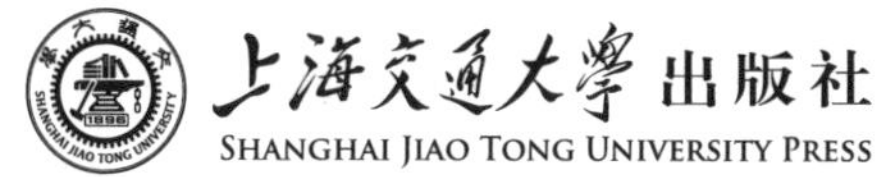

上海交通大学出版社
SHANGHAI JIAO TONG UNIVERSITY PRESS

内容提要

本书首先简要介绍了眼科常规检查；然后对眼科常见疾病的发病机制、诊断原则、鉴别诊断及治疗方法等内容进行了重点阐述，包括结膜疾病、角膜疾病、巩膜疾病等。本书内容丰富，体例新颖，具有科学性、前瞻性与较强的实用性，适合眼科学专业人员和医疗行政管理人员参考使用。

图书在版编目（CIP）数据

临床眼科疾病检查与治疗 / 张翠英等主编. --上海 ：上海交通大学出版社，2023.10

ISBN 978-7-313-28586-7

Ⅰ. ①临… Ⅱ. ①张… Ⅲ. ①眼病－诊疗 Ⅳ. ①R771

中国国家版本馆CIP数据核字（2023）第082117号

临床眼科疾病检查与治疗

LINCHUANG YANKE JIBING JIANCHA YU ZHILIAO

主　　编：张翠英　王丽娟　张　华　姜小华

出版发行：上海交通大学出版社

地　　址：上海市番禺路951号

邮政编码：200030

电　　话：021-64071208

印　　制：广东虎彩云印刷有限公司

经　　销：全国新华书店

开　　本：710mm × 1000mm　1/16

印　　张：11.75

字　　数：207千字

插　　页：2

版　　次：2023年10月第1版

印　　次：2023年10月第1次印刷

书　　号：ISBN 978-7-313-28586-7

定　　价：198.00元

编委会

主　编

张翠英　王丽娟　张　华

姜小华

副主编

王　影　陈其飞　李晓燕

编　委（按姓氏笔画排序）

王　影（山东中医药大学附属眼科医院）

王丽娟（山东省聊城华厦眼科医院）

李晓燕（山东省聊城市人民医院）

张　华（山东省北大医疗鲁中医院）

张翠英（山东省聊城市人民医院）

陈其飞（贵州省余庆县中医院）

姜小华（山东省莱阳市穴坊中心卫生院）

谭晓青（山东省商河县人民医院）

前言

随着社会的进步和科学技术的发展，我国眼科事业在基础理论、临床医疗、仪器设备等方面都有了迅速的发展和提高，近年来在有些领域已接近或达到国际先进水平。在多年的临床工作中，我们发现有相当一部分眼科疾病，如果就诊及时、治疗合理，或许会收到满意或比较满意的效果。反之，就会将小病拖成大病，把可治之症变成慢性的难治之症或者不治之症。对于终日忙于临床诊疗工作的广大眼科医师，特别是青年医师来说，能用较短的时间，查阅到较为广泛的知识，编写一本既全面系统，又简明扼要，既有基本理论、基础知识和基本技能介绍，又能反映当代眼科最新进展的较全面的眼科手册是十分必要的。因此，我们组织相关专家，在参考国内外相关专著及论文的基础上，编写了《临床眼科疾病检查与治疗》一书。

本书共7章，首先简要介绍了眼科常规检查；然后对眼科常见疾病的发病机制、诊断原则、鉴别诊断及治疗方法等内容进行了重点阐述，包括结膜疾病、角膜疾病、巩膜疾病等。本书内容丰富，层次分明，逻辑清晰，体例新颖，具有科学性、前瞻性与较强的实用性，能够帮助广大眼科医师快速掌握眼科疾病的诊疗要点，了解当前眼科疾病的规范化治疗流程与手段。本书不仅适合眼科学专业人员和医疗行政管理人员使用，对其他专业临床医师也有参考价值，能有效减少眼科疾病的误诊、误治率。

在本书的撰写过程中，遵循普及与提高相结合的原则，尽可能使内容系统、全面、具体、实用，力求解决临床实际工作中的问题，承蒙全体编者不辞辛苦耕耘，尽责尽力，把自己的知识和临床经验毫无保留地奉献给读者，在此表示深深的敬意。但由于编者水平和能力的限制，再加上本书编写人员较多，编写风格尚欠一致，尽管做了很大努力，但书中疏漏、谬误之处恐难避免。敬请广大读者和专家不吝赐教，尽力斧正，我们将不胜感激。

《临床眼科疾病检查与治疗》编委会

2022 年 7 月

目 录

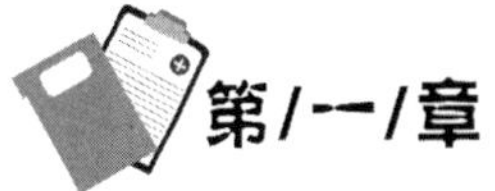

眼科常规检查

第一节　视功能检查

眼科视功能检查包括视觉心理物理学检查和视觉电生理检查两大类。视觉心理物理学检查是一种主观的检查法，首先需要视觉传入通路正常，此外这类检查需要受试者对视觉刺激做出反应（如用手或口述表示观看结果），所以参与反应的输出通路也必须正常，这部分功能检查多为眼科常规检查。

视觉电生理的检查方法则通过不同的视觉刺激以激发某些细胞的反应，通过电极在眼球上、眼球周围或枕部视中枢处记录细胞反应所产生的生物电，根据记录到生物电的振幅和潜伏期对视功能进行客观评价。

一、中心视力检查

视力也称为视敏度，是指测量最小可分辨空间目标的大小，即眼睛分辨视野中最小空间距离的两个物体的能力。视力依赖于精确的屈光系统聚焦于视网膜、视神经成分的完整和大脑的分析能力。临床视力检查包括远视力和近视力检查。

（一）远视力检查

1.视力表远视力检查

视力表远视力检查是眼科心理物理学检查的一项最常用和简单的方法，其测试视标逐渐增大或缩小，检查时找出受试者能够正确判断的空间分辨力阈值大小。

视力表的测试视标多种多样，如英文字母、本国字母、手形视标、小动物视标等，国外常用 Snellen 表，国内常用国际标准视力表（图 1-1）和对数视力表。

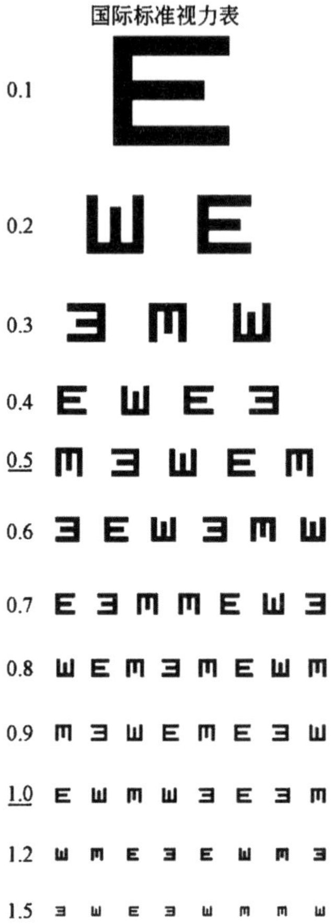

国际标准视力表

图 1-1　国际标准视力表

一般采用高对比度(100%)和高背景亮度的视力表,现在投射型视力表也得到广泛的应用。受检者与视力表的距离依视力表的设计而定,一般为 5 m,也可为 3 m(3 m 视力表)或 4 m(4 m 视力表),在空间距离不足而检查 5 m 视力时,可在视力表的对面 2.5 m 处竖立一面反光镜,受检者坐在视力表箱下进行检查。视力表的悬挂应使 1.0 行与受试眼在同样高度。双眼分别检查,习惯上先查右眼再查左眼,从上至下指出视标开口的方向,将能够正确辨认的最小视标所对应的视力记录下来。

Snellen 视力表和国际标准视力表所表示的视力是视标所形成视角(以分表示)的倒数,国外用分数表示,在英国以英尺表示,如 20/20,在美国以米表示,如 6/6,其中分子表示被检查者与视力表间的距离,分母为造成标准视觉所需的距离,将此分数转化为小数则对应于我国普遍使用的国际标准视力表记录结果。

国内也有应用对数视力表和 5 分记录法进行远视力检查的，以 5.0 作为 1′视角的标准，以后视力表的视角每增加 1.26 倍减去 0.1，视角增大 10 倍减去 1.0，也即 10 分视角的视标记录为4.0，以此类推。

视力不足以辨认 0.1 视标，可让受试者向视力表走近，直到能够辨认 0.1 视标为止，如果视力表距离为 5 m，将眼睛与视力表的距离除以 5 再乘以 0.1 即为患者的视力。

2.指数视力

视力低于 0.02 者，改用指数表示视力，受检者背向光线，检查者伸出一定数量的手指让受试者辨认，记录受试者能够辨认手指个数的距离，如指数/30 cm。

3.手动

受试者对眼前 5 cm 处的手指都不能辨认者，检查者用手在受检者眼前摆动，记录能够看到手摆动的距离，如手动/30 cm。

4.光感

不能看到手动者，在暗室中检查患者是否看到光线，用电筒在受检者眼前照射，看到光线者其视力为有光感，看不到光线为无光感。有光感者，用电筒在 1 m距离检查九个眼位的光定位，看见光线的位置用“＋”号表示，看不见光线的方位用“－”表示。

(二)近视力检查

常用标准近视力表(图 1-2)检查，表的外观与远视力表相同，但是视标按距离缩小，检查距离 30 cm，也可让受试者自行改变距离，将所看到的视力和阅读距离一起记录，如 0.5/20 cm。国外曾采用 Jaeger 近视力表，J1 为正常近视力，J2-J7 为近视力不同程度的降低，目前已较少用。

远视力表和近视力表的配合使用可以帮助了解受检者是否存在屈光不正或老视，必要时需辅以屈光检影技术来判断视力矫正的情况。检查视力时，要注意照明、注视部位、刺激物大小、刺激物与背景亮度的对比、瞳孔大小、注视时间、屈光不正、年龄、性别和某些眼病可影响视力的测量。

二、Amsler 表检查

Amsler 表是一种黑底白线方格表，长宽各 10 cm，各分为 20 格，每格长宽各 5 mm，中央为一个固视圆点(图 1-3)。检查时将表置于眼前 33 cm 处，相当于 10°范围的中心视野。嘱受试者固视中央圆点，如看到线条弯曲、中断、变暗均属异常。视物变形是黄斑部水肿、黄斑视网膜前膜的症状，线条中断或变暗是中央暗点的表现。要求受试者将线条弯曲或消失的部位画于表上可估计病变的部位。

标准近视力表

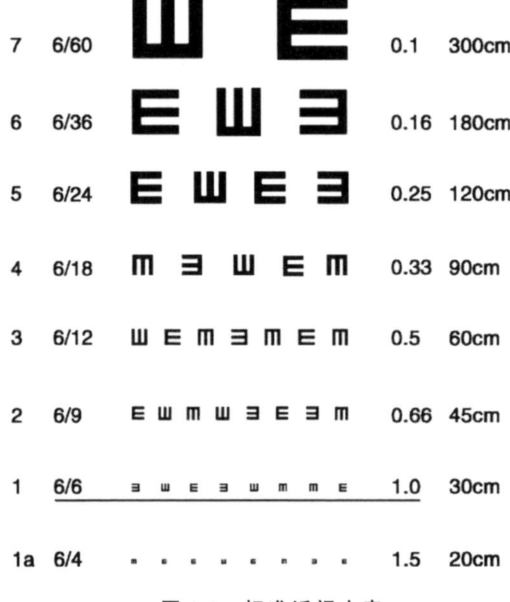

图 1-2　标准近视力表

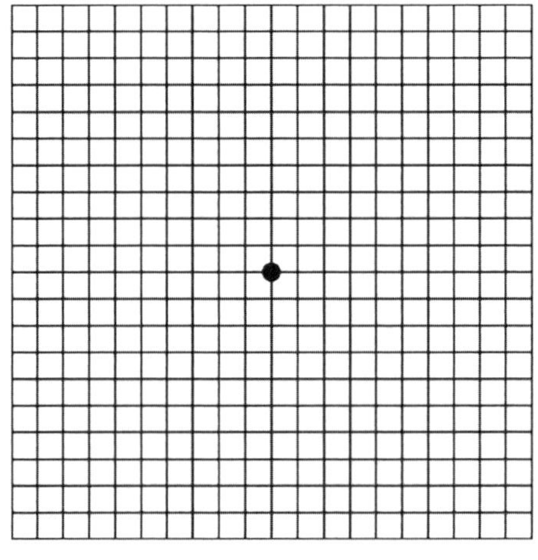

图 1-3　Amsler 表

三、视野检查

(一)视野的定义

视野指在一定的距离眼睛固视时所能看到的空间，是眼睛对周围环境的敏感性总和。

(二)视野计的分类

在临床应用上，视野检查的基础是患者在均一的背景照明上发现一个光点的能力，即不同的光敏感性。随着科技的发展，视野检查经历了3个阶段，第一阶段为动态视野测试，以平面视野计及弧形视野计为代表，完全由人工控制；第二阶段为动态视野和静态视野的联合应用，以 Goldmann 视野计检测为代表；第三阶段为计算机控制的自动视野，目前已经得到广泛的应用。

1.动态视野计

平面视野计屏、弧形视野计和 Goldmann 视野是应用很久的动态视野检查设备，现已很少应用。检查时将各种强度和颜色的光刺激从患者看不见的周边部向中央部移动，受试者看见刺激视标时做出反应。将依次测得各子午线同一种刺激强度所获得的点相连就可得出看得见和看不见之间的边界，即动态视野检查的等视线。当沿着一系列径线进行测试时，看不见某些刺激的区域称为暗点。

2.静态视野计

静态视野检查是应用静态定量视野计(如 Tiibinger 视野计或 Goldmann 视野计)一次一个点地探索视野中一些点的阈值，阈值静态视野计可确定大量预选位点可见和不可见之间的阈值，它确定已知点的未知阈值刺激值，与动态视野试验不同。

3.动态视野和静态视野结合

Goldmann 视野计可进行动态视野测试，还可在中心视野 5°、10°、15°偏心度处按环形测试 24 个点的阈值和进行单点静态剖面定量检查，但是检查非常费时，计算机自动视野检查普及后已经少用。

4.自动视野计

自动视野计主要用于进行静态视野测试，测定每个视标刺激点处的阈值。目前在临床应用最多的是 Humphrey 视野计系列和 Octopus 视野计系列。

(三)计算机自动视野检测原理概述

自动视野计规定以光阈值倒数的自然对数表示视网膜光敏感度，单位为分贝(dB),每一种视野计的光源确定了它最大的刺激强度,指定为 0 dB,1 分贝相当于 0.1 对数单位。较低的刺激表达为最亮刺激的分贝值,分贝数字越大,刺激越暗。假如最亮的刺激是 10 000 asb,定为 0 分贝,而所选的刺激是 1 000 asb,则 1 000/10 000 为 0.1,倒数为 10,其对数为 1,分贝数是 10;假如所选的刺激为 100 asb,则 100/10 000 为 0.01,倒数为 100,其对数为 2,分贝值为 20。就是说,0 dB是最强的照明度,增加 10 dB 等于减少 10 倍刺激强度,增加 20 dB 等于减少 100 倍的刺激强度,依此类推。因为分贝值越高表示刺激越暗,如打印在视野结果图上,较高的数值表示较大的视网膜敏感性。

每一种视野计都提供了多种测试程序,可根据需要选用。有些视野计还设计自选程序,可供使用者根据需要自行设计检测程序。

自动视野计的结果打印方式有以下数种:①单点定性打印:主要用于筛选程序中阈上值检测,用一种符号代表看见,而用另一种符号代表没有看见;②数字定量打印:将每个检测位点两次检测所得的实际敏感度以 dB 值在相应的位置上打印出来;③灰度图:将视野中每一检测点的 dB 值以不同的灰阶表示,dB 值越小则灰度越深,表明该区敏感度越低,刺激点之间的灰度用数学的插入法来决定其灰度;④概率统计分析图:总偏差概率图是受检者在每一个位置的阈值和同年龄组的正常值进行比较后的差值,模式偏差概率图表示每一位点所检测到的实际阈值和期望值之间的差值。

静态阈值视野计的数据除了以视野图上的阈值数或灰度图表示外,还提供一些视野指数,用于表示视野损害的程度和视野损害的类型,同时也为视野损害的追踪随访或视野改变与其他视功能的变化提供一组可比较的量化指标。

静态阈值视野计的数据以视野图上的阈值数表示,这些原始的数据是很重要的,必须仔细阅读。但是辨认不明显的抑制区或明确的暗点有一定的困难,灰度图因其直观的特点而被普遍接受。在灰度图上每一种阈值范围被设定为一种灰度,测定点之间的区域用数学的方法相加,所以某些情况下可能会产生误导。加上打印机色带的浓淡不同,阅读时需和数据图一起考虑。

在中心视野里有一生理盲点,是视盘在视野屏上的投影。生理盲点呈椭圆形,垂直径 7.5°±2°,横径 5.5°±2°生理盲点中心在固视点外侧 15.5°,在水平线下处 1.5°处。除外生理盲点,任何其他暗点都为病理性暗点。完全看不见视标的暗点称为绝对性暗点,虽能看到视标,但明度较差或阈值较高的暗点称为相对性暗点。

(四)自动视野的临床应用

视野检查在临床得到广泛的应用,可对视网膜病变区的视功能进行定量评价,临床上主要用于青光眼和视路病变患者,此外也可用于慢性中毒性病变和功能性视野缺损的评价。常见的视野缺损表现类型如下。①暗点:如中央暗点、哑铃状暗点、旁中央暗点、弓形暗点、环状暗点、鼻侧阶梯等;②局限性缺损:如颞侧扇形缺损、象限性缺损、偏盲性缺损等;③视野向心性收缩;④普遍敏感性下降;⑤生理盲点扩大等。

视野检查属一种主观视功能检查,目前没有一种绝对的判断标准或硬性指标以评价视野,对视野结果的解释在相当程度上仍依赖于医师的临床经验和对视野检查方法学的理解。在观看视野检查结果并进行分析时,要注意下面问题。①了解视野检查的类型:包括测试视野的区域、测试刺激的模式、刺激大小、刺激颜色、背景照明强度、用于测试盲点的刺激大小、用于确定阈值的实验方法。②患者的基本情况:包括患者性别、出生年月、视野检查日期、患者身份证号码、试验开始的时间、检查患者所用的矫正镜、瞳孔直径、视力、试验所用时间、光标投射次数等。③视野检查的可靠性:固视丢失率、假阳性率、假阴性率、短期波动。④判断视野是否异常:关于视野正常或异常的信息可看阈值图、中央凹阈值、灰度图、总变异图、概率图、平均变异、青光眼半侧试验。⑤视野异常的模式:根据灰度图、模式变异图、青光眼半侧试验、矫正模式标准差进行判断。⑥视野异常由疾病或人工伪迹引起:自动视野检查的常见人工伪迹很多,如填错出生日期、眼镜框影响、眶缘影响、眼睑影响、眉弓影响、学习效果、长期波动、疲劳效应、瞳孔大小的影响、屈光不正影响、来自葡萄肿的屈光性暗点、固视不正确、投射灯泡变暗等;判断视野随时间的改变:一般来讲,如果受试者的视野随眼病的发展或改善而变差或变好,则结果较为可靠。在临床证据不足的情况下,推迟视野评价,进行更详细的临床观察或重复视野检查更为明智。

四、色觉检查

人类视觉系统的适宜刺激是一定波长范围内的电磁辐射。正常人眼除对波长为 380～780 nm的电磁辐射可分辨出约 150 种色调外,还可分辨出自然界存在而光谱上不存在的 30 多种非光谱色调,若考虑到色调、亮度和饱和度不同,人眼能分辨 13 000 多种颜色。

(一)色觉异常的定义及特点

对颜色辨认的缺陷称为色觉异常,可分为先天性色觉异常和后天性色觉异常。

先天性色觉异常为X染色体隐性遗传，其发病率在不同种族和不同民族都不同。我国汉族先天性色觉异常的发病率男性为5%左右，女性为0.8%左右。先天性色觉异常具有出生时就存在、终身不变、双眼对称和向后代遗传的特点。

后天性色觉异常为眼病、全身病、中毒等原因引起的色觉异常，可单眼起病，色觉异常程度会随疾病的好转或恶化而变化。

(二)色觉异常的检查方法

色觉异常的检查主要有三大类方法:假同色图试验、排列试验和色觉镜检查。

1.假同色图试验

假同色图也称为色盲图，根据色混淆的原理在不同颜色点的背景上呈现不同颜色点组成的图案、数字或曲线。依据假同色图的设计方式可分为:①消失型同色图;②定性诊断性同色图;③转移型同色图;④隐字型同色图。消失型同色图包含着正常人容易读出而色觉异常者不易读出的数字或图案;定性诊断性同色图也是一种消失型同色图，可以把红色觉异常与绿色觉异常区分开来;转移型同色图则在一个背景上有两个图形或数字，其中一个图案或数字可由正常人容易辨认，而另一个图案或数字可由色觉异常者容易辨认出来;隐字型同色图对正常人来说其数字或图案消失了，而色觉异常者则易于辨认。此外在多数假同色图检查中还设计了示范图，它是在均一颜色的背景上呈现不同颜色的数字或图案，可用于对受试者进行检查的示范或检出伪色盲者。

2.排列试验

排列试验根据前后连接的颜色样本系列的相似性排列颜色样本。这些颜色样本一般装配在色相子中，背后印有数字，可以随意移动。临床最常应用的排列试验为Panel D-15试验和FM 100-hue试验。

3.色觉镜

色觉镜是诊断色觉异常的标准器械。利用色觉镜可以将色觉异常者区分为红色觉异常异常、绿色觉异常及蓝色觉异常。Neitz色觉镜可将先天性色觉异常者细分为红色盲、重度红色弱、轻度红色弱、绿色盲、重度绿色弱和轻度绿色弱。其他类型的色觉镜(如Pickford-Nicolson色觉镜和Moreland色觉镜)还可检测后天性蓝色觉异常。

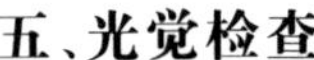

五、光觉检查

(一)光觉的定义

光觉是视觉系统最基本的功能，可用于估计视网膜感光细胞的有效性，对光觉的估计可进行两种测量：①刚刚能感到的光强度；②当刺激光变化时，可分辨的强度差异。

(二)光适应过程中视觉系统敏感性的调整

在光适应过程中，视觉系统进行 3 种敏感性的调整：①瞳孔大小的改变：瞳孔的改变能在1 秒左右出现，改变进入眼内的光量 16 倍，比一个对数单位多一点；②视觉系统细胞成分神经活动水平的改变：视网膜神经活动的改变发生在数毫秒内，调节视网膜对光线强度改变的敏感性1 000 倍，即 3 个对数单位；③视网膜静态光敏色素浓度的改变：静态光敏色素浓度的改变需要数分钟的时间，但能改变眼对光强度的敏感性 1 亿倍，即 8 个对数单位。

由于明适应的进程较快，大约 1 分钟完成，因此对明适应的研究较为困难。临床应用上主要检测暗适应。

(三)暗适应的测量仪

测量暗适应最常使用的测试仪器是暗适应仪，其记录表的横坐标为在黑暗中测试的时间(以分钟表示)，纵坐标以光强度表示，也有用光敏感性表示的。其他仪器如 Tubinger 视野计也可进行暗适应的测量。

(四)暗适应的测量方法

暗适应是受试者从光亮处进入暗室后在黑暗中视觉感受性逐渐提高的过程，测量时以不同的时间间隔测量受试者刚能感受到最低强度弱光的阈值。将这些阈值记录在记录表上就成为一条暗适应曲线。

(五)暗适应曲线

典型的暗适应曲线由两条平滑的曲线组成。第一条曲线代表视锥系统感受性的改变，第二条曲线代表视杆系统感受性的改变。两者之间形成一个明显的转折，通常称为 α 角，大多出现于进入暗室后 6～8 分钟，表明锥体视觉向杆体视觉的转换。

完整的暗适应结果应提供视锥系统光阈值、α 角出现的时间、视杆系统光阈值。常规的暗适应检查测试时间为 30 分钟，可提供暗适应开始后 30 分钟的光阈值，但根据需要可适当延长，文献中有报道测试延长至 120 分钟者。

六、对比敏感度检查

(一)对比敏感度的概念

受试者可靠地发现一个边界所必需的最小亮度差异称为对比阈值敏感性，在不同大小视网膜图像范围发现物体或图像所必需的最小对比度图形称为对比敏感度函数。对比敏感度检查显示受试者在不同对比度条件下的大、中、小物体的视觉敏感性，代表受试者对一定范围内视标大小的分辨能力。

(二)对比敏感度的测试

对比敏感度的测试形式多种多样，有空间对比敏感度和时间对比敏感度、条栅型对比敏感度和字母型对比敏感度、静态对比敏感度和动态对比敏感度等，临床上以空间对比敏感度应用较多。

空间对比敏感度指受试者能够感受到各种不同空间频率(不同粗细)的条栅图形所需的对比度阈值。空间频率是指每度视角范围内所呈现的条栅周期数，单位为周/度，一般分为低频、中频和高频部分，空间频率为 3～6 cpd 者为中频部分，高于或低于此范围者为高频部分或低频部分。

对比敏感度的测试仪器有硬拷贝测试表、电子显示和光学显示三种形式。

1.硬拷贝测试表

空间对比敏感度的测试多采用硬纸板上呈现的测试条栅，如 Arden 对比敏感度表、Vistech 对比试验系统卡(VCTS)、Ginsburg 对比敏感度表、剑桥低对比敏感度表、Pelli-Robson 对比度表、里根字母表等。

2.微机控制和电子显示测试仪

Nicolet CS-2000 视觉检查仪为微机控制而由监视器产生光栅进行测试，每种空间频率的光栅随机出现 4 次，微机根据每种空间频率的 4 次结果取平均值。

3.光学显示的测试仪

OPTEC 3500 Vision Tester 为一种光学仪器，在光路上插上不同空间频率的条栅图像，每张图像呈现相同空间频率而有 9 种对比度的条栅，检查时要求受检者在每张图上从容易辨认的高对比度处向难辨认的低对比度处逐个读出每种对比度图像中条栅的方向。将受试者刚刚能辨认的对比度定为该种空间频率下的对比敏感度。然后将各种空间频率的测试结果画在结果表上就可得到对比敏感度函数。

(三)正常人的对比敏感度

在一个空间频率范围用对比敏感度作图称为对比敏感度函数，正常人对比敏感度函数呈钟形曲线，大约在 5 cpd 处敏感性最高，较高空间频率处敏感性快速下降，在低空间频率处降较慢。对比敏感度函数与横坐标的交点为高频截止，即在最大（100%）对比下可发现的最小图像，有时被称为条栅视力（grating acuity，GA），可用于确定视力。对正常人来说，30 cpd 的高频截止相当于 20/20（1.0）的视力。

七、立体视觉检查

（一）立体视觉的概念及条件

外界物体在两眼视网膜相应部位上所形成的像，经视路传递到大脑后，在枕叶视中枢融合而成为一个完整的立体像，称为立体视觉。立体视觉是视觉器官准确判断物体三维空间位置的感知能力，是建立于双眼同时视物和融合功能基础上的高级双眼视功能。人们在三维空间中分辨最小相对距离差别的能力称为立体视锐度，也称为立体视敏度。

立体视觉必须具备以下条件：①双眼视力正常或相近；②双眼视网膜对应关系正常，无交替抑制等现象；③双眼正位、眼球活动正常，眼睛注视各个方向物体时能使目标落在黄斑区；④双眼有足够大小的视野重叠，视神经、视交叉及视中枢的发育正常；⑤双眼有正常的融合功能。

（二）立体视觉的检查方法

检测立体视锐度就是检测双眼视差的最小辨别阈值，视差是产生立体视觉的主要因素，经过大脑对视差信号加工处理后就产生了立体深度知觉，其检测器具可分为两类：一类属于二维的检测方法，观察时要分离双眼视野，受试者需要戴特种眼镜（偏振光眼镜或红绿眼镜）。另一类属于三维检测方式，被检查者不需戴任何眼镜。

临床用于检测立体视觉的工具为随机点立体图（random dots stereogram，RDS），它根据双眼视差原理设计制成，将左图印红色，专供左眼看，右图印绿色，专供右眼看，两色套印在一起，通过特别的红绿眼镜分别传递两眼信息，则获得立体的效果。用随机点立体图检查时，戴上红绿眼镜，当左眼看左图、右眼看右图时，在两眼视网膜的成像便出现了像的视差，因此，当正常人用立体镜观察这两张图时，就能看见一个具有明显深度感觉的立体图像，视差越大，立体深度越高。应用随机点立体图检查可用于零视差、交叉视差、非交叉视差和中心性抑制暗点的定量测定。检查应在良好的自然光线下进行，受检者戴特制红绿眼镜，红色在右，绿色在左，检查距离为 30～40 cm，双眼同时注视。若有屈光不正或老视者，应同时戴矫正眼镜。在临床上，用随机点立体图检查时，一般把60弧秒阈值作为立体视正常的参考标准。

国外检测立体视觉最常应用美国Titmus公司生产的立体视觉测试板。国内也常用同视机立体视觉图片检查和各种立体视觉图片册等检查。

第二节 眼压检查

一、眼内压定义及意义

眼内压(intraocular pressure，IOP)简称眼压，是眼球内容物作用于眼球壁的压力，维持正常视功能的眼压称为正常眼压。

眼压是诊断青光眼的一个重要指标，眼压升高对于诊断青光眼具有重要的意义。由于约4.55%的正常人眼压超过正常值，也有部分青光眼患者眼压不高但有青光眼的损害，因此眼压不是青光眼诊断的唯一标准，青光眼相关检查在临床上也具有重要的意义。

二、眼压测量法

直接眼压测量法需要将一根空心管子插入到前房以测量眼压，比较精确，但并不适合临床应用。临床上多采用间接测量法，最简单的例子是指测法，依据手指感觉到的眼球硬度来判断眼压，但不精确，可能高估或低估眼压。临床多应用眼压计进行间接测量。

(一)指测法

检查时要求患者眼球下转，检查者用两手的食指尖在上睑板上缘的皮肤面交替轻压眼球巩膜部(不是角膜)，一指轻压时另一指感觉眼球的张力，按压方式与检查脓肿波动相似，依据手指感觉到的眼球硬度来判断眼压，此法较粗略，误差较大。一般用Tn表示眼压正常，T_{+1}表示眼压轻度升高，T_{+2}表示眼压中度升高，T_{+3}表示眼压极高，反之，T_{-1}、T_{-2}、T_{-3}表示眼压相应的降低。

指测法需有一定检查经验，不肯定时可以另一眼或另一正常眼压的人做对照。在有眼压计测量条件的情况下，尽量不要用指测眼压后再用眼压计检测，以免影响结果的准确性。

本法主要用于患有急性结膜炎、角膜溃疡、角膜白斑、角膜葡萄肿、圆锥角膜、眼球震颤等不宜用眼压计检查眼压者。眼睑病变者会影响结果的判断。眼球破裂患者禁用此法。

(二)眼压计测量法

现在使用的眼压计分为压平眼压计和压陷眼压计两类。压平眼压计可测量压平一个小的标准角膜区域所需的压力,压陷眼压计可测量眼球对加于角膜上标准重量后角膜被标准压力压平的变形量或凹陷量。各种眼压计检查的正常值范围为 1.33～2.90 kPa(10～21 mmHg)。

压平眼压计常用 Goldmann 眼压计、非接触性眼压计等,压陷眼压计常用修氏眼压计。

1.Goldmann 眼压计

Goldmann 眼压计相当精确,如果使用恰当则可重复性良好。个体间差异为 0～0.4 kPa(0～3 mmHg),比眼内压的昼夜变异还小,因此成为测量眼内压的国际临床标准器械,它由三部分组成。①测压头:前端直接接触角膜为压平角膜之用,后端固定在测压杆末端之金属环内,测压头内有两个底相反的三棱镜。②测压装置:是能前后移动的杠杆,受内部装置的弹簧控制,通过测压螺旋表示弹簧张力(克重量)。③重力平衡杆:为测量 10.67 kPa(80 mmHg)以上眼压及鉴定测压装置准确性之用。

Goldmann 眼压计确定压平直径 3.06 mm 角膜面积(称为恒定面积压平技术)所需的力。压平的程度通过压平头的分离棱视角膜进行判断。检查时为了更好地分辨泪膜和角膜(它们有相似的屈光指数),在麻醉的结膜囊内滴入 1 滴荧光素,将测压头与角膜表面相接触。当眼的前表面被钴蓝滤镜照明时,荧光素染色的泪膜呈现亮的黄绿色,当检查者通过接触眼的分离棱镜看时,可以看见中央的蓝色环(压平的角膜)被两个黄绿色的半圆围绕,观察突光素环,调节两个荧光素染色环的半圆大小相等、位置对称、宽窄均匀一致后,轻轻移动压平眼压计的加压旋钮,使两个半圆的内侧缘在它们中点处形成相连的光滑 S 曲,就获得适当程度的压平。将旋钮旁刻度读数(以克表示)乘以 10 即为以毫米汞柱表示的眼内压。

2.非接触性眼压计

非接触性眼压计用一束空气压平角膜,所以眼压计与眼表之间没有直接接触。非接触性眼压计由 3 个系统组成。①气流系统:利用压缩空气准确地输出随时间递增的气体脉冲压力,将一股气体喷向受试者角膜表面,压平角膜表面直径为 3.6 mm 的面积；②压平监视系统：检验角膜被压平瞬间的情况；③反射器械及角膜的校准系统。检查时患者取坐位，不需麻醉，将下颌置于托架上，前额紧靠额带，在自动测量模式下，移动调焦手柄将测压头对准待测眼的角膜，把屏幕上的对准点放在内对准标记里，气流自动喷射，眼压测量值随后显示于荧光屏上，如测量距离不正确会显示“too close(太近)”或“forward(向前)”。理论上不需要消毒器械，但现在的研究发现，空气气流也有可能产生潜在性含感染物质的泪膜气雾。

因为非接触性眼压计可由非医学专业人员操作，仪器与眼之间没有直接接触，对眼压的筛选很适合。从非接触性眼压计获得的眼压读数与 Goldmann 眼压计的读数相关性较好，但几个毫米汞柱的差别并非少见，尤其是高于 2.67 kPa (20 mmHg)时。这种眼压计检查不需局部麻醉，但在麻醉下较为精确。非接触性眼压计测量时，需在短时间内测量多次(一般为 3 次)并将读数进行平均。仪器有内置的校正系统。

3.Schiötz 眼压计

Schiötz 眼压计是压陷眼压计的代表，主要由三部分组成。①持柄：套于圆柱外，起支持和固定作用；②支架：包括刻度板、支架和圆柱；③砝码、杠杆与指针。活塞杠杆通过凹面金属板支持一个锤子装置，连接到跨过刻度的指针。活塞、锤子和针共重 5.5 g。在活塞上端支撑板处加上砝码可将重量增加到 7.5 g、10 g 或 15 g，活塞压陷角膜越多，表明眼内压越低，指针读数越高。每一个刻度单位代表活塞 0.05 mm 的陷入量。

检查前应将眼压计在盒内圆形凸出的试板上测试，必须使指示针到达刻度“0”处才能应用，否则应校正。在受检眼滴入局部麻醉剂数分钟后，要求患者平卧于床上，眼睛注视天花板或眼前的一个目标(如自己的手指)以稳定眼球，检查者将已消毒的眼压计垂直地放置于角膜顶端，如果读数少于 3 个单位，应在活塞上加一定的重量，一般按照 7.5 g、10 g、15 g 砝码的次序进行，即如果加上 7.5 g 后，读数仍少于 3 个单位，再加上 10 g 的砝码，以此类推。连续测量 3 次后，使用转换表将平均值转换成以毫米汞柱(mmHg)表示的眼压值。

现在已有电动 Schiötz 眼压计，可以用于眼内压的连续记录，进行眼压描记，刻度也被放大以便容易发现小的眼内压变化。

(三)眼压的动态观察

上述各种眼压测量法为单次测量，考虑眼压在一天中的波动，不能只凭借一两次眼压测量确定患者的眼压情况，临床上对眼压在临界值的患者应测量 24 小时眼压情况，即眼压日曲线，以排除青光眼。测量方法是在 24 小时之内每 4 小时测量一次，第一次最好在起床前测量。中华眼科学会青光眼学组暂定测量时间为：上午 5 点、7 点、10 点，下午 2 点、6 点、10 点。眼压日差＜0.67 kPa (5 mmHg)为正常，＞1.07 kPa(8 mmHg)为异常。大多数正常人早晨眼压最高，以后逐渐下降，夜间眼压最低，午夜后又逐渐升高；也有早晨眼压最低而下午眼压升高者。

第三节　眼附属器检查

眼附属器检查应当系统地按顺序进行，一般按由外向内、先右后左的顺序进行。

一、眼睑的检查

观察有无红肿、水肿、气肿、皮下淤血、瘢痕或硬结，睑缘有无内翻或外翻，睫毛排列是否整齐及生长方向，睫毛根部有无充血、脓痂、鳞屑或溃疡。双侧眼睑是否对称，有无变色、缺损，上睑提起及睑闭合功能是否正常。

二、泪器的检查

注意泪点有无外翻及闭塞，泪囊区有无红肿、压痛及瘘管，压挤泪囊时是否有分泌物流出，泪腺区有无压痛及肿块。

对于泪道情况可用以下方法进行估计。

(一)荧光素钠试验

将 1%～2%荧光素钠滴入结膜囊内，2 分钟后擤鼻涕，如鼻涕带绿黄色，表示泪道通畅。

(二)泪道冲洗

用小注射器套上冲洗针头，从下泪点通过下泪小管注入生理盐水，如感到有水到达口、鼻或咽部，表示泪道通畅。

(三)X 线碘油造影

将碘油按泪道冲洗的方法注入泪囊，然后进行 X 线照相，可估计泪囊的大小及形态，为手术方式提供参考。

对于泪液分泌的估计有两个经典的试验。

1.Schirmer 试验

将 5 mm×35 mm 滤纸的一端折弯 5 mm，并置于下睑内 1/3 处，其余部分悬于皮肤表面，轻闭双眼 5 分钟，测量滤纸浸湿的长度，长于 5 mm 属正常。

2.泪膜破裂时间

在结膜囊滴入 0.125%荧光素钠 1 滴后，嘱受检者眨眼数次，在裂隙灯蓝光照明下观察，检查者从受检者睁眼开始持续观察受检者角膜，到出现第一个黑斑（泪膜缺损）时间为泪膜破裂时间，10 秒以上为正常。

三、结膜的检查

将眼睑向上、下翻开检查睑结膜及穹隆部结膜，注意结膜颜色是否透明光滑，有无充血、水肿、乳头肥大、滤泡增生、瘢痕形成，有无溃疡、睑球粘连、新生血管及异物等。检查球结膜时，应观察有无充血、疱疹、出血、异物、色素沉着和组织增生。

四、眼球位置的检查

注意患者两眼注视时角膜是否位于睑裂中央，高低位置是否相同，两眼运动方向是否一致，有无眼球震颤、斜视，眼球大小是否正常，有无突出或内陷。

五、眼眶的检查

两侧眼眶是否对称，眶缘有无缺损、压痛及肿物等。

第四节　眼前段检查

眼前段检查主要采用手电筒斜照法检查，也包括进行角膜的某些特殊检查，借助裂隙灯显微镜进行检查的方法见裂隙灯显微镜检查。

一、斜照法

斜照法是眼科临床最简单的一种眼前段检查法，用装有聚光灯泡的手电筒作照明，以与检查者视线呈一定角度的方向照向组织并注意眼前段组织的情况。斜照法的优点是照亮部位的光亮度与周围有明显的差别，容易发现病变。利用斜照法可以发现眼前段的大部分病变。

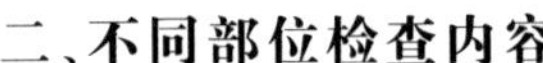

二、不同部位检查内容

（一）角膜

注意角膜大小、透明度、表面光滑度，有无水肿、角膜后沉着物、新生血管及混浊。必要时尚需进行角膜荧光素染色、角膜曲度检查和角膜感觉检查。

1.角膜荧光素染色

将1%～2%荧光素溶液滴于结膜囊内，嘱患者眨眼数次，如果角膜出现黄绿色染色，可显示角膜损伤及溃疡的部位及范围，用裂隙灯显微镜加蓝色光检查也可发现细小的角膜上皮缺损。

2.角膜曲度检查

角膜曲度检查最简单的方法是Placido板检查，受试者背光而坐，将Placido板有白色环形的面板朝向受试者，通过板中央的圆孔观察Placido板在角膜上的影像，正常应呈规则而清晰的同心圆，规则散光者呈椭圆形，不规则散光则呈不规则形。精细的角膜曲度检查需借助角膜曲率计及角膜地形图检查。

3.角膜感觉检查

简单的方法是将小线状纤维丝（如消毒棉签抽出小束棉花纤维拧成细丝状）从受检者侧面移向角膜并轻触角膜，观察患者瞬目反射的情况。

（二）巩膜

巩膜颜色，有无黄染、结节、充血及压痛。

（三）前房

前房深浅，房水有无混浊、积血、积脓或异物等。

（四）虹膜

主要包括虹膜颜色、纹理、新生血管、色素脱落、萎缩、结节、粘连、根部离断、缺损和震颤等。

（五）瞳孔

正常成年人在自然光线下瞳孔直径较幼儿及老年人小，检查时要注意两侧瞳孔是否等圆等大，形状是否规则，是否居中，必要时检查与瞳孔有关的各种反射，可提供视路及全身病变的诊断依据。

1.直接对光反射

在暗室内用电筒照射受检眼，其瞳孔迅速缩小。需要受检眼瞳孔反射传入和神经通路完整。

2.间接对光反射

在暗室内用电筒照射对侧眼，在受检眼看到瞳孔迅速缩小。需要受检眼瞳孔反射传出神经通路的参与。

3.集合反射

先嘱受检者注视远方目标，然后立即改为注视 15 cm 处自己的食指，可见到两眼瞳孔缩小，同时双眼内聚，也称为辐辏反射或近反射。

在一些病理情况下，可以引出异常的瞳孔反射，最常见为 Argyll-Robertson 瞳孔和Marcus-Gunn瞳孔。

(1)Argyll-Robertson 瞳孔：也称为阿-罗氏瞳孔，表现为直接光反射消失而集合反射存在，是神经梅毒的一种重要体征。

(2)Marcus-Gurm 瞳孔：用电筒照射一侧眼使其瞳孔缩小，然后迅速移动电筒照在对侧眼上，可见到对侧眼瞳孔扩大，表明对侧眼的间接对光反射存在而直接对光反射缺陷，由瞳孔对光反射的传入途径缺陷所引起，也称为相对性传入性瞳孔障碍。

(六)晶状体

注意有无混浊，混浊的形态及部位，是否存在晶状体半脱位或全脱位。

在斜照法可疑而无法确定的情况下，也可在患者眼前放置放大镜或应用裂隙灯显微镜进行检查。

第五节　裂隙灯显微镜检查

一、裂隙灯检查方法

裂隙灯检查又称为生物显微镜检查或活体显微镜检查，可对眼睑和眼球病变受累区等进行光照良好而具有一定放大率的活体检查，已成为眼科最常使用的检查器械之一。

检查时医师和患者采取坐位，患者颏部置于托架上，额部紧贴额带，检查者通过裂隙灯显微镜能十分清楚地观察到表浅的病变，通过调节焦点和光源宽窄，作为光与切面，比较精确地观察病变的深浅和组织的厚薄。

根据病变的位置和大小，可采用各种各样的检查方法，但要注意需要对光臂和镜臂进行角度调整，以下 6 种检查方法最为常用。

（一）直接焦点照射法

直接焦点照射法是最常用的检查方法，将显微镜的焦点对准角膜、前房、虹膜、晶状体，而将裂隙灯从右侧或左侧斜向投射。显微镜与裂隙灯焦点合一是本法的关键。从光学切面中可以了解病变的深浅层次、各层组织的细微病变、组织的弯曲度及厚薄程度。若要观察房水混浊产生的 Tyndall 现象，需将裂隙的长度和宽度调整到最小（约 0.2 mm）。察看房水中的细胞则需运用稍阔的裂隙光（约 0.5 mm）。

（二）弥散光线照射法

照明系统斜向投射并将裂隙充分开大进行观察，称为弥散光线射法。主要用于检查眼睑、结膜、巩膜等组织。

（三）角膜缘分光照射法

角膜缘分光照射法又称角膜散射照明法或巩膜弥散照明法，将裂隙光照在角膜上，角膜缘的其他部位出现明亮的光晕，尤其在对侧特别清楚，将显微镜焦点对准角膜，看到角膜混浊的情况，如角膜薄翳、角膜水疱、角膜沉着物、角膜血管、角膜穿孔伤痕等。

（四）后部反光照射法

后部反光照射法也称为后方照明法，或后照法，适用于检查角膜及晶状体。检查时将灯光照在目标的后方，可分为直接后照法和间接后照法，直接后照法将显微镜位于反射光路中，间接后照法则显微镜不在反射光路中，而将瞳孔作为背景。可用于发现角膜后或晶状体后的混浊物。

（五）镜面反光照射法

角膜及晶状体的前后面光滑，并且表面在两个折射面不同的屈光间质之间，因此这些表面有反射镜样的性能。若在反射镜上有不光滑的部分，该处呈不规则反射。用镜面反射照明法可以仔细观察角膜的前后表面和晶状体的前后表面。检查时嘱患者向正前方注视，裂隙灯从一侧向患者眼睛照射，找到光源反射镜在角膜面的镜面反射，将角膜长立方体移到镜面反射像的前方，即可见到明亮的角膜前表面反射即镶嵌状的内皮细胞。

（六）间接照射法

将灯光聚焦在目标的旁侧，再用显微镜观察目标。如将灯光聚焦于角膜缘附近的巩膜上，则使检查角膜缘的角膜部分变得容易。

二、裂隙灯显微镜配合透镜对眼底和玻璃体的检查

对于眼后段的检查需借助前置镜、接触镜和三面镜才能完成，而进行这些检查时，患者的瞳孔应充分散大。使用接触镜及三面镜检查时需用表面麻醉剂对角膜进行麻醉。

（一）Hruby 前置透镜

将前置透镜置于裂隙灯显微镜的导轨上，并联合使用前置镜手柄，将前置镜置于显微镜观察的光路与眼底之间，可观察到眼底后极部，尤其适合于观察视盘杯盘比、黄斑裂孔及某些隆起性实质性病变，也可对周边部视网膜进行观察。尽管患者向上、下、左、右方向转动眼球，加大了观察范围，但是周边部的观察往往欠满意。此种检查得到的眼底像为倒像，且观察到的图像较小。

（二）Goldmann 眼底接触镜

用 Goldmann 眼底接触镜检查时，接触镜与角膜之间充填甲基纤维素，可减少各种界面之间的折射，使眼底图像较为清晰，观察到的眼底像较前置镜下所观察到的眼底像大，利于观察较为细微的病变。

（三）三面镜检查

三面镜的面世，使得利用裂隙灯显微镜可以观察到整个眼底的情况，利用中央接触镜部分可以观察到眼后极部约 30°范围内的眼底，利用 75°倾角的反射镜（梯形镜）可以观察到眼底 30°至赤道部的眼底，利用 67°倾角的反射镜（长方形镜）可以观察到赤道部至锯齿缘部的眼底，利用 59°倾角的反射镜（半月形镜）可以见到锯齿缘附近的眼底和前房角。只要按照顺序和一定方向旋转三面镜并进行观察，便可观察到整个眼底的图像。

（四）全眼底透镜

全眼底透镜为非球面镜，可配合裂隙灯进行检查，有 54 D、60 D、66 D、72 D、78 D、84 D、90 D、100 D 和 120 D 的透镜可选，一般临床检查以 90 D 的透镜最为常用。与 Goldmann 前置镜和三面镜检查的差异是不需要接触角膜，而且观察范围较大，可快速完成检查。

第六节 前房角镜检查

前房角镜检查是眼的前房角生物显微镜检查，可以把青光眼分为开角型和闭角型青光眼两类，在青光眼的诊断、预后和治疗上是很有帮助的。

一、前房角镜检查法

因为角膜的弯曲度和眼与空气屈光指数的差异，来自周边虹膜、房角隐窝和小梁网的光线被角膜完全内反射，使临床医师在没有使用接触镜排除空气-角膜界面时无法看到这些结构。

前房角镜有间接式和直接式两种类型，间接检查法用反射光检查房角，因为能在标准检查情况下使用，患者坐于裂隙灯前，因此较普遍使用；直接检查法时患者需要平卧，可以直接看到房角。

（一）Goldmann 前房角镜

属于间接检查法，利用接触镜来抵消角膜屈光力，在接触镜中装有成 62°夹角的反射镜，患者取坐位并配合裂隙灯显微镜检查，可以得到较满意的照明及放大效果。但看到的前房角方向与实际相反，必须转动前房角镜才能逐一看完 4 个象限的前房角。

（二）Zeiss 前房角镜

属于间接检查法，有 4 面反射镜，不必转动即可观察到全部前房角，并可行压陷检查以区别周边膨隆与虹膜周边前粘连，但不易固定。

（三）Koeppe 前房角镜

属于直接检查法，使用生理盐水作为耦合物，患者需要平卧，可以直接看到房角。

二、正常前房角

正常前房角由前壁、后壁及两者之间的隐窝所形成。在前房角镜检查下，角膜与小梁的分界线是一条灰白色略有突起的线条，为角膜后弹力层的终端，称为 Schwalbe 线。小梁是前壁的主要成分，前房角镜检查下是一条微带黄色的结构，宽约 0.5 mm。小梁的后界是巩膜突，为淡色的线条。隐窝位于巩膜突与虹膜根部之间，由睫状体的前端构成，前房角镜下呈一条灰黑色带，称睫状体带。

房角后壁为虹膜根部，有虹膜末卷，是虹膜最周边的环形波纹。

三、前房角镜下的房角分类

前房角镜检查的房角分类法多种多样，主要有 Scheie 分类法、Shaffer 分类法、Spaeth 分类法、前房角色素分级、前房角虹膜突分级。各种分类法有不同的标准。

最常使用的 Scheie 分类是根据静态检查所见将房角分为宽房角、窄房角Ⅰ～Ⅳ，共5 级。①宽房角：可见到房角全部结构，包括睫状体带及虹膜根部；②窄房角Ⅰ：较难看到房角隐窝；③窄房角Ⅱ：仅见到巩膜嵴；④窄房角Ⅲ：仅见到前部小梁网；⑤窄房角Ⅳ：仅见到 Schwalbe 线。

第七节　检眼镜检查

检眼镜是检查眼底病变最基本和有效的检查工具。通过检眼镜可以清楚地看到视盘、视网膜及其血管和黄斑区，有些情况下可见到脉络膜、某些颅脑疾病和全身性疾病的眼底征象。

一、直接检眼镜检查法

直接检眼镜由照明系统、观察系统及辅助部件组成。照明系统由光源、集光镜、光栏圈、投射镜和反射镜组成。

检查最好在暗室中进行。检查右眼时，检查者站在受检者的右侧，用右手持检眼镜，用右眼检查；检查左眼时则相反。特殊情况下(如患者采用仰卧位或对儿童进行检查时)检查者应采用利于检查患者眼底而又操作比较方便的位置。检查时先检查视盘，再按视网膜血管分支分别检查各象限，最后检查黄斑区，必要时检查周边部。

二、间接检眼镜检查法

间接检眼镜分为头戴式和眼镜式两种。使用时将光源方向进行适当调整，将集光镜(+14 D、+20 D)置于患者眼前，调整集光镜和病眼、检查者眼睛之间的距离，直到看清楚受检者的眼底像为止。检查时，若主要检查眼后极部，则检查右眼时，嘱受检者注视检查者的右肩部或右耳部，检查左眼时相反，观察周边部时要求受检者眼球向上、下、左、右转动，以观察不同部位的周边部，使用巩膜压迫法可将视野扩大到锯齿缘处。

与直接检眼镜比较，间接检眼镜光线较强，可通过一定程度混浊的屈光间质，观察范围较广，较容易观察周边部，能获得良好的双眼立体视觉。但是观察到的眼底像放大率较小，眼底像是倒像，需要良好散瞳后检查以克服由于较强光线刺激所造成的瞳孔缩小并可全面观察眼底。

三、眼底观察

利用检眼镜在受检眼前 25～40 cm 处观察红光反射，可以发现严重的角膜损害、明显的屈光间质混浊和视网膜全脱离。假如存在屈光间质混浊，可在红色的背景上出现黑色的影子。

一般的眼底观察要注意视盘、黄斑、视网膜及其血管、脉络膜及巩膜的情况。

（一）视盘

视盘检查时应当估计视盘的大小、颜色、血管形态、杯盘比和视盘隆起度。

视盘的大小变异很大，高度远视的患者可能视盘较小，部分高度近视的患者视盘也较小，视盘水肿的患者则视盘较大。

视盘边界一般清晰可见，若视盘炎、视盘水肿等可使边界模糊。

视盘正常呈粉红色，在怀疑视盘颜色有所改变而单眼起病时，要注意反复比较两眼情况。在视盘炎和葡萄膜炎发作期，因充血而看起来较红，而视神经萎缩患者视盘颜色苍白。

正常人视盘的杯/盘比例≤0.3，但家族性大视杯者比例可大于 0.3 而无其他视功能损害。如发现杯盘比增大应定期复查，排除青光眼。

视盘全面隆起可见于视盘水肿、假性视盘炎等，视盘局部隆起可见于视盘玻璃膜疣，视盘全面凹陷可见于晚期青光眼及视神经缺损，视盘局限性凹陷可见于视盘小凹、视盘部分缺损、进展期青光眼和先天性大视杯。

（二）黄斑

黄斑位于视盘颞侧，呈横椭圆形，其中心距视盘中心 2～2.5 视盘直径(papillary disc，PD)，并稍偏下，其横径约为 1.5 PD，垂直径约 1 PD，颜色比周围视网膜稍暗，黄斑中央无视网膜血管分布，其中心有一小点状反光，称为中心反射。

绝大多数正常人可在黄斑中心处见到中心凹光反射，黄斑的异常包括有中心凹光反射异常、黄斑视网膜反光异常、色泽改变、色素、白斑、红斑、隆起度改变及黄斑位置的异常等。

（三）视网膜

正常视网膜呈均一的橘色，表面平坦，视网膜脱离可在检眼镜下见到青灰色的视网膜隆起，常可发现形态各异（主要为马蹄形）的裂孔。此外，视网膜出血、渗出及色素增殖也可于检眼镜下见到，视网膜劈裂的视网膜隆起不同于视网膜脱离，其视网膜颜色较淡、菲薄，呈球形隆起，有些部位可见到巨大劈裂孔，视网膜血管在劈裂孔缘呈架桥样改变。

（四）视网膜血管

视网膜血管一般在视盘处分为 4 支并以放射状走向视网膜周边部。从视盘到周边部的走行过程中不断分支（一般呈两分支），管径逐渐缩小。观察时要注意血管走行、管径、反光带、色泽、血管鞘及搏动等。

结膜疾病

第一节 结 膜 炎

一、细菌性结膜炎

正常情况下结膜囊内可存有细菌，大约 90％的人结膜囊内可分离出细菌，其中 35％的人更可分离出一种以上的细菌，这些正常菌群主要是表皮葡萄球菌（＞60％），类白喉杆菌（35％）和厌氧的痤疮丙酸杆菌，这些细菌可通过释放抗生素样物质和代谢产物，减少其他致病菌的侵袭。当致病菌的侵害强于宿主的防御功能或宿主的防御功能受到破坏的情况下，如干眼症，长期使用类固醇皮质激素等，即可发生感染。患者眼部有结膜炎症和脓性渗出物时，应怀疑细菌性结膜炎。按发病快慢可分为超急性（24 小时内）、急性或亚急性（几小时至几天）、慢性（数天至数周）。按病情的严重情况可分为轻、中、重度。急性结膜炎患者均有不同程度的结膜充血和结膜囊脓性、黏液性或黏脓性分泌物。急性结膜炎通常有自限性，病程在2 周左右，局部有效治疗可以减少发病率和疾病持续时间，给予敏感抗生素治疗后，在几天内痊愈。慢性结膜炎无自限性，治疗较棘手。

(一)病因

常见的致病细菌见表 2-1。

其他较少见的细菌有结核分枝杆菌、白喉杆菌等。

慢性结膜炎可由急性结膜炎治疗不当演变而来，也可能为 Morax-Axenfeld 双杆菌、链球菌或其他毒力不强的菌类感染后一开始就呈慢性炎症过程，发病无季节性。还可由不良环境刺激如粉尘和化学烟雾等、眼部长期应用有刺激性的药物、屈光不正、烟酒过度、睡眠不足等引起。很多患者同时存在睑内翻倒睫，以及慢性泪囊炎、慢性鼻炎等周围组织炎症。

表 2-1 各型细菌性结膜炎的常见病原体

发病快慢	病情	常见病原菌
慢性(由数天至数周)	轻至中度	金黄色葡萄球菌 Morax-Axenfeld 双杆菌 变形杆菌 大肠埃希菌 假单胞菌属
急性或亚急性 (几小时至几天)	中至重度	流感嗜血杆菌 肺炎链球菌 Koch-Week 杆菌 金黄色葡萄球菌
超急性(24 小时内)	重度	淋病奈瑟菌 脑膜炎奈瑟菌

(二)临床表现

急性乳头状结膜炎伴有卡他性或黏脓性渗出物者是多数细菌性结膜炎的特征性表现。起先单眼发病，通过手接触传播后波及双眼。患者眼部刺激感和充血，晨间醒来睑缘有分泌物，起初分泌物呈较稀的浆液性，随病情进展变成黏液性及脓性。偶有眼睑水肿，视力一般不受影响，角膜受累后形成斑点状上皮混浊可引起视力下降。细菌性结膜炎乳头增生和滤泡形成的严重程度取决于细菌毒力包括侵袭力。白喉杆菌和溶血性链球菌可引起睑结膜面膜或假膜形成。

1.超急性细菌性结膜炎

超急性细菌性结膜炎由奈瑟菌属细菌(淋病奈瑟菌或脑膜炎奈瑟菌)引起。其特征为，潜伏期短(10 小时至 2～3 天)，病情进展迅速，结膜充血水肿伴有大量脓性分泌物。有 15%～40%患者可迅速引起角膜混浊，浸润，周边或中央角膜溃疡，治疗不及时几天后可发生角膜穿孔，严重威胁视力。其他并发症包括前房积脓性虹膜炎、泪腺炎和眼睑脓肿。淋病奈瑟菌性结膜炎成人主要是通过生殖器-眼接触传播而感染，新生儿主要是分娩时经患有淋病奈瑟菌性阴道炎的母体产道感染，发病率大约为 0.04%。脑膜炎奈瑟菌性结膜炎最常见患病途径是血源性播散感染，也可通过呼吸道分泌物传播。成人淋病奈瑟菌性结膜炎较脑膜炎奈瑟菌性结膜炎更为常见，而脑膜炎奈瑟菌性结膜炎多见于儿童，通常为双眼性，潜伏期仅为数小时至 1 天，表现类似淋病奈瑟菌性结膜炎，严重者可发展成化脓性脑膜炎，危及患者的生命。两者在临床上往往难以鉴别，两种致病菌均可引起全身扩散，包括败血症。特异性诊断方法需要培养和糖发酵试验。近年来，奈瑟菌属出现青霉素耐药菌群，因此药物敏感试验非常重要。

2.新生儿淋病奈瑟菌性结膜炎

新生儿淋病奈瑟菌性结膜炎潜伏期 2～5 天者多为产道感染，出生后 7 天发病者为产后感染。双眼常同时受累。有畏光、流泪，眼睑高度水肿，重者突出于睑裂之外，可有假膜形成。分泌物由病初的浆液性很快转变为脓性，脓液量多，不断从睑裂流出，故又有“脓漏眼”之称。常有耳前淋巴结肿大和压痛。严重病例可并发角膜溃疡甚至眼内炎。感染的婴儿可能还有并发其他部位的化脓性炎症，如关节炎、脑膜炎、肺炎、败血症等。

3.急性或亚急性细菌性结膜炎

急性或亚急性细菌性结膜炎又称“急性卡他性结膜炎”，俗称“红眼病”，传染性强多见于春秋季节，可散发感染，也可流行于学校、工厂等集体生活场所。发病急，潜伏期 1～3 天，两眼同时或相隔 1～2 天发病。发病 3～4 天时病情达到高潮，以后逐渐减轻，病程多＜3 周。最常见的致病菌是肺炎链球菌、金黄色葡萄球菌和流感嗜血杆菌。病原体可随季节变化，有研究显示冬天主要是肺炎链球菌引起的感染，流感嗜血杆菌性结膜炎则多见于春夏时期。

(1)金黄色葡萄球菌：通过释放外毒素和激活生物活性物质如溶血素、溶纤维蛋白溶酶、凝固酶等引起急性化脓性结膜炎。患者多伴有睑缘炎，任何年龄均可发病，晨起由于黏液脓性分泌物糊住眼睑而睁眼困难，较少累及角膜。表皮葡萄球菌引起的结膜炎少见。

(2)肺炎链球菌：肺炎双链菌性结膜炎有自限性，儿童发病率高于成人。潜伏期大约 2 天，结膜充血、黏脓性分泌物等症状在 2～3 天后达到顶点。上睑结膜和穹隆结膜可有结膜下出血，球结膜水肿。可有上呼吸道症状，但很少引起肺炎。

(3)流感嗜血杆菌：流感嗜血杆菌是儿童细菌性结膜炎的最常见病原体，成人中也可见。潜伏期约24 小时，临床表现为充血、水肿、球结膜下出血，脓性或黏液脓性分泌物，症状 3～4 天达到高峰，在开始抗生素治疗后 7～10 天症状消失，不治疗可复发。流感嗜血杆菌Ⅲ型感染还可并发卡他性边缘性角膜浸润或溃疡。儿童流感嗜血杆菌感染可引起眶周蜂窝织炎，部分患者伴有体温升高、身体不适等全身症状。

(4)其他:白喉杆菌引起的急性膜性或假膜性结膜炎,20 世纪初开始使用白喉杆菌类毒素后发病率明显下降,如今白喉杆菌性结膜炎偶见于儿童咽白喉患者,最初,眼睑红、肿、热、痛,可有耳前淋巴结肿大,严重病例球结膜面可有灰白色-黄色膜和假膜形成,坏死脱落后形成瘢痕。角膜溃疡少见,但一旦累及很容易穿孔。白喉毒素可致眼外肌和调节麻痹,干眼、睑球粘连、倒睫和睑内翻是白喉杆菌性结膜炎的常见并发症。本病有强传染性,需全身使用抗生素。

其他少见的急性化脓性结膜炎有摩拉克菌结膜炎在免疫力低下和酗酒人群中可见,假单胞菌属、埃希菌属、志贺菌和梭菌属等偶可引起单眼感染,眼睑肿胀,球结膜水肿,可有假膜形成,极少累及角膜。

4.慢性细菌性结膜炎

慢性细菌性结膜炎可由急性结膜炎演变而来,或毒力较弱的病原菌感染所致。多见于鼻泪管阻塞或慢性泪囊炎患者,或慢性睑缘炎或睑板腺功能异常者。金黄色葡萄球菌和摩拉克菌是慢性细菌性结膜炎最常见的两种病原体。

慢性结膜炎进展缓慢,持续时间长,可单侧或双侧发病。症状多种多样,主要表现为眼痒,烧灼感,干涩感,眼刺痛及视力疲劳。结膜轻度充血,可有睑结膜增厚、乳头增生,分泌物为黏液性或白色泡沫样。摩拉克菌可引起眦部结膜炎,伴外眦角皮肤结痂、溃疡形成及睑结膜乳头和滤泡增生。金黄色葡萄球菌引起者常伴有溃疡性睑缘炎或角膜周边点状浸润。

(三)诊断

根据临床表现、分泌物涂片或结膜刮片等检查,可以诊断。结膜刮片和分泌物涂片通过革兰染色和 Giemsa 染色可在显微镜下发现大量多形核白细胞和细菌。为明确病因和指导治疗,对于伴有大量脓性分泌物者、结膜炎严重的儿童和婴儿及治疗无效者应进行细菌培养和药物敏感试验,有全身症状的还应进行血培养。

(四)治疗

去除病因,抗感染治疗,在等待实验室结果时,医师应开始局部使用广谱抗生素,确定致病菌属后给予敏感抗生素。根据病情的轻重可选择结膜囊冲洗、局部用药、全身用药或联合用药。切勿包扎患眼,但可配戴太阳镜以减少光线的刺激。超急性细菌性结膜炎治疗应在诊断性标本收集后立即进行,以减少潜在的角膜及全身感染的发生,局部治疗和全身用药并重。成人急性或亚急性细菌性结膜炎一般选择滴眼液。儿童则选择眼膏，避免滴眼液随哭泣时眼泪排除，而且其作用时间更长。慢性细菌性结膜炎治疗基本原则与急性结膜炎相似，需长期治疗，疗效取决于患者对治疗方案的依从性。各类型结膜炎波及角膜时应按角膜炎治疗原则处理。

1.局部治疗

(1)当患眼分泌物多时，可用无刺激性的冲洗剂如3%硼酸水或生理盐水冲洗结膜囊。冲洗时要小心操作，避免损伤角膜上皮，冲洗液勿流入健眼，以免造成交叉传染。

(2)局部充分滴用有效的抗生素眼水和眼药膏。急性阶段每1～2小时1次。革兰阳性菌所致者可局部使用：5 000～10 000 U/mL青霉素、15%磺胺醋酰钠、0.1%利福平、杆菌肽、甲氧苄啶-多黏菌素B、0.5%氯霉素等眼药水频点和红霉素、杆菌肽-多黏菌素B眼膏等抗生素眼药膏。革兰阴性菌所致者可选用氨基糖苷类或喹诺酮类药物，如0.3%庆大霉素、0.3%妥布霉素、0.3%环丙沙星、0.3%氧氟沙星眼药水或眼药膏。在特殊情况下，可使用合成抗生素滴眼液。如甲氧苯青霉素耐药性葡萄球菌性结膜炎可使用5 mg/mL万古霉素滴眼液。慢性葡萄球菌性结膜炎对用杆菌肽和红霉素反应良好，还可适当应用收敛剂如0.25%硫酸锌眼水。

2.全身治疗

(1)奈瑟菌性结膜炎应全身及时使用足量的抗生素，肌内注射或静脉给药。淋病奈瑟菌性结膜炎角膜未波及，成人大剂量肌内注射青霉素或头孢曲松1 g即可，如果角膜也被感染，加大剂量，1～2 g/d，连续5天。青霉素过敏者可用大观霉素(2 g/d，肌内注射)。除此之外，还可联合口服1 g阿奇霉素或100 mg多西环素，每天2次，持续7天；或喹诺酮类药物(环丙沙星0.5 g或氧氟沙星0.4 g，每天2次，连续5天)。

新生儿用青霉素G 100 000万U/(kg·d)，静脉滴注或分4次肌内注射，共7天。或用头孢曲松钠(0.125 g，肌内注射)、头孢噻肟钠(25 mg/kg，静脉注射或肌内注射)，每8小时或12小时1次，连续7天。

大约1/5外源性(原发性)脑膜炎奈瑟菌性结膜炎可引起脑膜炎奈瑟菌血症，单纯局部治疗患者发生菌血症的概率比联合全身用药患者高20倍。因此必须联合全身治疗。脑膜炎奈瑟菌性结膜炎可静脉注射或肌内注射青霉素。青霉素过敏者可用氯霉素代替。2天内可有明显疗效。和脑膜炎奈瑟菌性结膜炎患者接触者应进行预防性治疗，可口服利福平每天2次持续2天，推荐剂量是成人

600 mg，儿童 10 mg/kg。

(2)流感嗜血杆菌感染而致的急性细菌性结膜炎或伴有咽炎或急性化脓性中耳炎的患者局部用药的同时应口服头孢类抗生素或利福平。

(3)慢性结膜炎的难治性病例和伴有酒糟鼻患者需口服多西环素 100 mg，1～2 次/天，持续数月。

(五)预防

(1)严格注意个人卫生和集体卫生。提倡勤洗手、洗脸和不用手或衣袖拭眼。

(2)急性期患者需隔离，以避免传染，防止流行。一眼患病时应防止另眼感染。

(3)严格消毒患者用过的洗脸用具、手帕及接触的医疗器皿。

(4)医护人员在接触患者之后必须洗手消毒以防交叉感染。必要时应戴防护眼镜。

(5)新生儿出生后应常规立即用 1%硝酸银眼药水滴眼 1 次或涂 0.5%四环素眼药膏，以预防新生儿淋菌性结膜炎和衣原体性结膜炎。

二、衣原体性结膜炎

衣原体是介于细菌与病毒之间的微生物，归于立克次纲，衣原体目。具有细胞壁和细胞膜，以二分裂方式繁殖，可寄生于细胞内形成包涵体。衣原体目分为二属。属Ⅰ为沙眼衣原体，可引起沙眼、包涵体性结膜炎和淋巴肉芽肿；属Ⅱ为鹦鹉热衣原体，可引起鹦鹉热。衣原体性结膜炎包括沙眼、包涵体性结膜炎、性病淋巴肉芽肿性结膜炎等。衣原体对四环素或红霉素最敏感，其次是磺胺嘧啶、利福平等。

(一)沙眼

沙眼是由微生物沙眼衣原体感染所致的一种慢性传染性结膜角膜疾病，潜伏期为 5～12 天，双眼发病，儿童少年时期多发。因其在睑结膜表面形成粗糙不平的外观，形似沙砾，故名沙眼。全世界有 3 亿～6 亿人感染沙眼，感染率和严重程度同当地居住条件以及个人卫生习惯密切相关。20 世纪 50 年代以前该病曾在我国广泛流行，是当时致盲的首要病因，70 年代后随着生活水平的提高、卫生常识的普及和医疗条件的改善，其发病率大大降低，但仍然是常见的结膜病之一。

1.病因

有关沙眼的病原学，曾有“立克次体、病毒、颗粒性野口杆菌、包涵体”等学说。1956年沙眼衣原体由我国病毒研究所汤非凡教授和北京市眼科研究所张晓楼教授共同合作采用鸡胚培养方法在世界首次成功分离，并将TE55(标准株)推广在世界范围内使用。沙眼衣原体的发现，明确了沙眼病原学，并促进了敏感药物的研创。1981年国际沙眼防治组织授予“国际沙眼金质奖章”予以表彰。

沙眼衣原体种内有3个生物变种(或亚种)：眼血清型包括A、B、Ba、C 4个血清型；生殖血清型包括D、Da、E、F、G、H、I、Ia、J、K 10个血清型；性病性淋巴肉芽肿血清型包括L1、L2、L2a、L3 4个血清型。在自然条件下，沙眼衣原体仅感染人，地方性致盲沙眼通常由4个眼血清型A、B、Ba和C引起。我国张力、张晓楼等(1990)用微量免疫荧光试验对中国华北沙眼流行地区沙眼衣原体免疫型进行检测，结果表明我国华北地区沙眼流行以B型为主，C型次之。沙眼通过直接接触或污染物间接传播，节肢昆虫也是传播媒介。易感危险因素包括不良的卫生条件、营养不良、酷热或沙尘气候。热带、亚热带区或干旱季节容易传播。

2.临床表现

沙眼一般起病缓慢，临床症状轻重不等，病情因反复感染而加重，感染频次不同致使病程长短不一，或自愈，或持续数月，或延绵数年甚至数十年之久。急性沙眼感染主要发生在学前和低年学龄儿童，但在20岁左右时，早期的瘢痕并发症才开始变得明显。成年后的各个时期均可以出现严重的眼睑和角膜并发症。男女的急性沙眼的发生率和严重程度相当，但女性沙眼的严重瘢痕比男性高出2～3倍，推测这种差别与母亲和急性感染的儿童密切接触有关。幼儿患沙眼后，症状隐匿，可自行缓解，不留后遗症。成人沙眼为亚急性或急性发病过程，早期即出现并发症。

沙眼患者早期无自觉症状，或仅有轻微异物感，似有灰尘侵入眼内等眼部异物和不适感，表现为滤泡性慢性结膜炎，以后逐渐进展到结膜瘢痕形成。

急性期症状包括畏光、流泪、异物感，较多黏液或黏液脓性分泌物。可出现眼睑红肿，结膜明显充血，乳头增生，上下穹隆部结膜满布滤泡，可合并弥漫性角膜上皮炎及耳前淋巴结肿大。

慢性期无明显不适，仅眼痒、异物感、干燥和烧灼感。结膜充血减轻，结膜污秽肥厚，同时有乳头及滤泡增生，病变以上穹隆及睑板上缘结膜显著，并可出现垂幕状的角膜血管翳。病变过程中，结膜的病变逐渐为结缔组织所取代，形成瘢痕。最早在上睑结膜的睑板下沟处，称之为Arlt线，渐成网状，以后全部变成白色平滑的瘢痕。角膜缘滤泡发生瘢痕化改变临床上称为 Herbet 小凹。沙眼性角膜血管翳及睑结膜瘢痕为沙眼的特有体征。血管翳是发生在角膜上缘,由球结膜经过角膜上缘伸到角膜表面半月形的一排小血管,血管翳的底是灰色的,充血时则血管翳变厚,显而易见。最严重的可成全血管翳。角膜血管翳是沙眼最重要的一个特异性特征。倒长的睫毛持续地摩擦角膜引起角膜各种形状的不透体如薄翳、斑翳或白斑。

重复感染时,并发细菌感染时,刺激症状可更重,且可出现视力减退。晚期发生睑内翻与倒睫、上睑下垂、睑球粘连、角膜混浊、实质性结膜干燥症、慢性泪囊炎等并发症。症状更明显,可严重影响视力,甚至失明。

3.分期和诊断标准

多数沙眼根据乳头、滤泡、上皮下角膜炎,血管翳(起自角膜缘的纤维血管膜进入透明角膜形成)、角膜缘滤泡、Herbert 小凹等特异性体征,可以做出诊断。由于睑结膜的乳头增生和滤泡形成并非为沙眼所特有,因此早期沙眼的诊断在临床病变尚不完全具备时较困难,有时只能诊断“疑似沙眼”,要确诊须辅以实验室检查。WHO 要求诊断沙眼时至少符合下述标准中的 2 条:①上睑结膜 5 个以上滤泡;②典型的睑结膜瘢痕;③角膜缘滤泡或 Herbert 小凹;④广泛的角膜血管翳。

中华医学会眼科学会制订的沙眼分期和诊断标准:1979 年第二届中华医学会眼科学会制订了统一的沙眼分期和诊断标准,临床沿用至今。

(1)沙眼诊断:①上穹隆部和上睑板结膜血管模糊充血,乳头增生或滤泡形成,或二者兼有。②放大镜或裂隙灯显微镜下检查可见角膜血管翳。③上穹隆部和上睑结膜瘢痕。④结膜刮片有沙眼包涵体。在第一项的基础上,兼有其他 3 项中之一者可诊断沙眼。疑似沙眼者:上穹隆部及眦部睑结膜充血,有少量乳头增生或滤泡,并已排除其他结膜炎者。

(2)沙眼分期如下。①Ⅰ期——进行期:即活动期,乳头和滤泡同时并存,上穹隆结膜组织模糊不清,有角膜血管翳。②Ⅱ期——退行期:自瘢痕开始出现至大部分为瘢痕,仅残留少许活动性病变为止。③Ⅲ期——完全瘢痕期:活动性病变完全消失,代之以瘢痕,无传染性。

(3)沙眼分级标准:根据活动性病变(乳头和滤泡)占上眼睑结膜总面积的多少分为轻(+)、中(++)、重(+++)三级。占 1/3 面积以下者为轻(+),占 1/3~2/3 者为中(++),占 2/3 面积以上者为重(+++)。

(4)角膜血管翳分级:将角膜分为四等份,血管翳侵入上 1/4 以内为(+),

1/4～1/2 者为(＋＋)，1/2～3/4 者为(＋＋＋)，超过 3/4 者为(＋＋＋＋)。

为便于所有卫生工作者(包括基层医院)易于识别沙眼体征及其合并症，仅使用双筒放大镜(×2.5)和足够的照明(日光或者手电筒)即可进行检查，在社区内也可对沙眼的流行状况能够进行简单的调查和评估。1987 年世界卫生组织(WHO)介绍了一种新的简单分期法来评价沙眼严重程度。标准如下。①沙眼性滤泡(TF)：上睑结膜 5 个以上滤泡，滤泡直径不小于 0.5 mm。②沙眼性剧烈炎症(TI)：弥漫性浸润，上睑结膜明显炎症性增厚，遮掩睑结膜深层血管，乳头增生、血管模糊区＞50％。③沙眼性瘢痕(TS)：典型的睑结膜瘢痕形成。④沙眼性倒睫(TT)：倒睫或睑内翻，至少一根倒睫摩擦眼球。⑤角膜混浊(CO)：角膜混浊，部分瞳孔区角膜变得模糊不清致明显的视力下降(视力＜0.3)。

其中 TF、TI 是活动期沙眼，要给予治疗，TS 是患过沙眼的依据，TT 有潜在致盲危险需行眼睑矫正手术，CO 是终末期沙眼。

4.实验室诊断

实验室诊断包括检测沙眼衣原体除结膜涂片、Giemsa 染色、Lugol 碘染色光镜下查包涵体。用荧光素标记的抗沙眼衣原体单克隆抗体直接染色，荧光显微镜下检查衣原体颗粒已广泛应用，另为酶联免疫吸附法(ELISA)检测衣原体抗原，如 ELISA 诊断试剂盒。微量免疫荧光技术(MIF)用以检测血清、泪液、分泌液中衣原体特异抗体型别及水平，还可监测 IgA、IgM、IgG 用于流行病学调查。

(1)结膜细胞学检查方法是实验室检查沙眼衣原体最传统的方法，沙眼细胞学的典型特点是可检出淋巴细胞、浆细胞和多形核白细胞。结膜刮片后行 Giemsa 染色可显示位于核周围的蓝色或红色细胞质内的包涵体。改良的 Diff-Quik染色将检测包涵体的时间缩短为几分钟，操作简便，假阳性率高。

(2)衣原体分离培养：是诊断衣原体感染的金标准。4 种衣原体均可用鸡胚卵黄囊接种分离，分离阳性率为 20％～30％，可用于初代培养但费时较多，较适宜用以恢复衣原体毒力。用细胞培养分离衣原体是目前分离衣原体最常用的方法。沙眼衣原体可在 McCoy、HeLa-229、HL、FL 等传代细胞生长。肺炎衣原体易在 H292、Hep-2、HeLa-229、McCoy、HL 细胞生长。采用 DEAE-葡聚糖、放线菌酮、细胞松弛素 B、胰酶和 EDTA、聚乙二醇等预处理细胞，标本离心接种等方法可提高分离阳性率。沙眼衣原体培养需要放射线照射或细胞稳定剂(如放线菌酮)预处理，通常在生长 48～72 小时后用碘染色单层细胞，或通过特殊的抗衣原体单克隆抗体检测，但技术要求高，广泛应用较难。

(3)分子生物学技术检测衣原体核酸有 DNA 探针核酸杂交法、PCR 法、巢式 PCR 法、连接酶链反应法(LCR)等都有高度敏感和高特异性，近年有快速诊断试剂盒等问世，费用昂贵。

5.鉴别诊断

需和其他滤泡性结膜炎相鉴别。

(1)慢性滤泡性结膜炎：原因不明。常见于儿童及青少年，皆为双侧。下穹隆及下睑结膜见大小均匀，排列整齐的滤泡，无融合倾向。结膜充血并有分泌物，但不肥厚，数年后不留痕迹而自愈，无角膜血管翳。无分泌物和结膜充血等炎症症状者谓之结膜滤泡症。一般不需治疗，只在有自觉症状时才按慢性结膜炎治疗。

(2)春季结膜炎：本病睑结膜增生的乳头大而扁平，上穹隆部无病变，也无角膜血管翳。结膜分泌物涂片中可见大量嗜酸性粒细胞增多。

(3)包涵体性结膜炎：本病与沙眼的主要不同在于：滤泡以下穹隆部和下睑结膜显著，无角膜血管翳。实验室可通过针对不同衣原体抗原的单克隆抗体进行免疫荧光检测来鉴别其抗原血清型，从而与之鉴别。

(4)巨乳头性结膜炎：本病所致的结膜乳头可与沙眼性滤泡相混淆，但有明确的角膜接触镜佩戴史。

6.治疗

治疗包括全身和眼局部药物治疗及对并发症的治疗。

(1)局部抗生素治疗：局部可选用 0.1%利福平眼药水、0.1%酞丁胺眼药水或 0.5%新霉素眼药水及红霉素类、四环素类眼膏，疗程最少 10～12 周。

目前对感染性沙眼的推荐治疗方法有两种，一种是连续性治疗：1%的四环素眼膏每天 2 次，共 6 周；一种为间断性治疗：每天 2 次，每月连续 5 天，每年至少连续用药 6 个月；或者每天 1 次，每月连续 10 天，每年至少连续用药 6 个月。

(2)全身抗生素治疗：急性期或严重炎症性沙眼的患者应全身应用抗生素治疗，一般疗程为 3～4 周。可口服四环素 1～1.5 g/d，分 4 次服用；或者多西环素 100 mg，2 次/天；或红霉素 1 g/d 分 4 次口服。7 岁以下儿童和孕期妇女忌用四环素，避免产生牙齿和骨骼损害。一些研究显示，成年人一次性口服 1 g 阿奇霉素在治疗沙眼衣原体病中是有效的。该药物在组织中的药物浓度可保持 8 天。相对来说，阿奇霉素没有严重的不良反应，可以在 6 个月以上的儿童中使用。但孕期禁用。

为了达到长期消除致盲性沙眼的目的，WHO 建议不同沙眼检出率的治疗原则见表 2-2。

表 2-2 不同沙眼检出率的治疗原则

检出情况	基本治疗	附加治疗
TF:低于 5%	个体局部抗生素治疗	无附加治疗
TF:5%~20%	群体或个体/家庭局部抗生素治疗	对严重患者进行选择性全身抗生素治疗
TF:20%或以上或 TI:5%或以上	群体局部抗生素治疗	对严重患者进行选择性全身抗生素治疗

* 群体治疗:患病群体的全部家庭中所有成员都接受治疗

* 家庭治疗:家庭中有一或一个以上成员患有 TF 或 TI,全部家庭成员都接受治疗

手术矫正倒睫及睑内翻,是防止晚期沙眼致盲的关键措施。

7.预防及预后

沙眼是一种持续时间长的慢性疾病,现在已有 600 万~900 万人因沙眼致盲。相应治疗和改善卫生环境后,沙眼可缓解或症状减轻,避免严重并发症。在流行地区,再度感染常见,需要重复治疗。预防措施和重复治疗应结合进行。WHO 提出了有效控制沙眼的 4 个要素:手术、抗生素、眼部清洁和环境改善(SAFE 战略)。具体内容如下。

(1)手术矫正沙眼倒睫最有效预防沙眼性盲的重要手段。

(2)抗生素治疗显著减少活动性沙眼感染人群。

(3)增加洗面和清洁眼部次数可有效防治沙眼相互传播。

(4)环境的改善,尤其水和卫生条件的改善是预防沙眼长期而艰巨的工作。

(二)包涵体性结膜炎

包涵体性结膜炎是 D~K 型沙眼衣原体引起的一种通过性接触或产道传播的急性或亚急性滤泡性结膜炎。包涵体结膜炎好发于性生活频繁的年轻人,多为双侧。衣原体感染男性尿道和女性子宫颈后,通过性接触或手-眼接触传播到结膜,游泳池可间接传播疾病。新生儿经产道分娩也可能感染。由于表现有所不同,临床上又分为新生儿和成人包涵体性结膜炎。

1.临床表现

(1)成人包涵体性结膜炎:接触病原体后 1~2 周,单眼或双眼发病。表现为轻、中度眼红、刺激和黏脓性分泌物,部分患者可无症状。眼睑肿胀,结膜充血显著,睑结膜和穹隆部结膜滤泡形成,并伴有不同程度的乳头增生,多位于下方。耳前淋巴结肿大。3~4 个月后急性炎症逐渐减轻消退,但结膜肥厚和滤泡持续

存在，3～6 个月之后方可恢复正常。有时可见周边部角膜上皮或上皮下浸润，或细小表浅的血管翳(<2 mm)，无前房炎症反应。成人包涵体性结膜炎可有结膜瘢痕但无角膜瘢痕。从不引起虹膜睫状体炎。可能同时存在其他部位如生殖器、咽部的衣原体感染征象。

(2)新生儿包涵体性结膜炎：潜伏期为出生后 5～14 天，有胎膜早破时可在出生后第 1 天即出现体征。感染多为双侧，新生儿开始有水样或少许黏液样分泌物，随着病程进展，分泌物明显增多并呈脓性。结膜炎持续 2～3 个月后，出现乳白色光泽滤泡，较病毒性结膜炎的滤泡更大。严重病例假膜形成、结膜瘢痕化。大多数新生儿衣原体结膜炎是轻微自限的，但可能有角膜瘢痕和新生血管出现。衣原体还可引起新生儿其他部位的感染威胁其生命，如衣原体性中耳炎、呼吸道感染、肺炎。沙眼衣原体可以与单纯疱疹病毒共感染，除了注意全身感染外，检查时还应注意眼部合并感染的可能性。

2.诊断

根据临床表现诊断不难。实验室检测手段同沙眼。新生儿包涵体性结膜炎上皮细胞的胞质内容易检出嗜碱性包涵体。血清学的检测对眼部感染的诊断无多大价值，但是检测 IgM 抗体水平对于诊断婴幼儿衣原体肺炎有很大帮助。新生儿包涵体性结膜炎需要和沙眼衣原体、淋病奈瑟菌引起的感染鉴别。

3.治疗

衣原体感染可波及呼吸道、胃肠道，因此口服药物很有必要。婴幼儿可口服红霉素[40 mg/(kg · d)]分 4 次服下，至少用药 14 天。如果有复发，需要再次全程给药。成人口服四环素(1～1.5 g/d)或多西环素(100 mg，2 次/天)或红霉素(1 g/d)，治疗 3 周。局部使用抗生素眼药水及眼膏如 15%磺胺醋酸钠、0.1%利福平等。

4.预后及预防

未治疗的包涵体结膜炎持续 3～9 个月，平均 5 个月。采用标准方案治疗后病程缩短，复发率较低。

应加强对年轻人的卫生知识特别是性知识的教育。高质量的产前护理包括生殖道衣原体感染的检测和治疗是成功预防新生儿感染的关键。有效的预防药物包括 1%硝酸银、0.5%红霉素和 2.5%聚烯吡酮碘。其中 2.5%的聚烯吡酮碘点眼效果最好、毒性最小。

(三)性病淋巴肉芽肿性结膜炎

性病淋巴肉芽肿性结膜炎是一种由衣原体 L1、L2、L3 免疫型性传播的结膜炎症。常由实验等意外感染所致，亦见于生殖器或淋巴结炎急性感染期经手传播。

起病前多有发热等全身症状。局部淋巴结（耳前淋巴结、颌下淋巴结等）肿大、触痛。眼部典型症状为急性滤泡性结膜炎以及结膜肉芽肿性炎症，睑结膜充血水肿，滤泡形成，伴有上方浅层角膜上皮炎症，偶见基质性角膜炎，晚期累及全角膜，形成致密角膜血管翳。重症者伴有巩膜炎、葡萄膜炎、视神经炎。淋巴管闭塞时，发生眼睑象皮病。

实验室诊断可用 Frei 试验，皮内注射抗原 0.1 mL，48 小时后局部出现丘疹、浸润、水疱甚至坏死。结膜刮片可见细胞内包涵体，并可作衣原体分离。治疗方案参见包涵体性结膜炎。

（四）鹦鹉热性结膜炎

鹦鹉热性结膜炎少见，鸟类是鹦鹉热衣原体的传染源，人类偶然感染。最常见的感染人群是鸟类爱好者、宠物店店主和店员、家禽行业的工人。感染者最早出现肺部症状，表现为干咳和放射线影像肺部呈斑片状阴影，患者还有严重的头痛、咽炎、肌肉痛和脾大。眼部表现为上睑结膜慢性乳头增生浸润、伴上皮角膜炎。结膜上皮细胞内见包涵体，衣原体组织培养阳性，治疗同上。

三、病毒性结膜炎

病毒性结膜炎是一种常见感染，病变程度因个体免疫状况、病毒毒力大小不同而存在差异，通常有自限性。临床上按病程分为急性和慢性两组，以前者多见包括流行性角结膜炎、流行性出血性结膜炎、咽结膜热、单纯疱疹病毒性结膜炎和新城鸡瘟结膜炎等。慢性病毒性结膜炎包括传染性软疣性睑结膜炎、水痘-带状疱疹性睑结膜炎、麻疹性角结膜炎等。

（一）腺病毒性角结膜炎

腺病毒感染性结膜炎症是一种重要的病毒性结膜炎，主要表现为急性滤泡性结膜炎，常合并有角膜病变。本病传染性强，可散在或流行性发病。腺病毒是一种脱氧核糖核酸（DNA）病毒，可分为 31 个血清型。不同型别的腺病毒引起的病毒性结膜炎可有不同的临床表现，同样的临床表现也可由几种不同血清型的腺病毒所引起。腺病毒性角结膜炎主要表现为两大类型，即流行性角结膜炎和咽结膜热。

1.流行性角结膜炎

流行性角结膜炎是一种强传染性的接触性传染病，由腺病毒 8、19、29 和

37 型腺病毒(人腺病毒 D 亚组)引起。潜伏期为 5～7 天。

(1)临床表现:起病急、症状重、双眼发病。主要症状有充血、疼痛、畏光、伴有水样分泌物。疾病早期常一眼先发病,数天后对侧眼也受累,但病情相对较轻。急性期眼睑水肿,结膜充血水肿,48 小时内出现滤泡和结膜下出血,色鲜红,量多时呈暗红色。假膜(有时真膜)形成后能导致扁平瘢痕、睑球粘连。发病数天后,角膜可出现弥散的斑点状上皮损害,并于发病 7～10 天后融合成较大的、粗糙的上皮浸润。2 周后发展为局部的上皮下浸润,并主要散布于中央角膜,角膜敏感性正常。发病 3～4 周后,上皮下浸润加剧,形态大小基本一致,数个至数十个不等。上皮下浸润由迟发性变态反应引起,主要是淋巴细胞在前弹力层和前基质层的浸润,是机体对病毒抗原的免疫反应。这种上皮下浸润可持续数月甚至数年之久,逐渐吸收,极个别情况下,浸润最终形成瘢痕,造成永久性视力损害。结膜炎症最长持续 3～4 周。原发症状消退后,角膜混浊数月后可消失。患者常出现耳前淋巴结肿大和压痛,且于眼部开始受累侧较为明显,是和其他类型结膜炎的重要鉴别点,疾病早期或症状轻者无此表现。需注意儿童睑板腺感染时也可有耳前淋巴结肿大。儿童可有全身症状,如发热、咽痛、中耳炎、腹泻等。

(2)诊断:急性滤泡性结膜炎和炎症晚期出现的角膜上皮下浸润是本病的典型特征,结膜刮片见大量单核细胞,有假膜形成时,中性粒细胞数量增加。病毒培养、PCR 检测、血清学检查可协助病原学诊断。

(3)鉴别诊断如下。①流行性出血性结膜炎:70 型肠道病毒(偶由 A24 型柯萨奇病毒)感染引起,潜伏期短 18～48 小时(病程短 15～7 天),除具有结膜炎一般性症状和体征外,主要特征为结膜下出血呈片状或点状,从上方球结膜开始向下方球结膜蔓延。少数人发生前葡萄膜炎,部分患者还有发热不适及肌肉痛等全身症状。②慢性滤泡性结膜炎:原因不明。常见于儿童及青少年,皆为双侧。下穹隆及下睑结膜见大小均匀,排列整齐的滤泡,无融合倾向。结膜充血并有分泌物,但不肥厚,数年后不留痕迹而自愈,无角膜血管翳。③急性细菌性结膜炎:又称“急性卡他性结膜炎”,临床表现为患眼红、烧灼感,或伴有畏光、流泪。结膜充血,中等量黏脓性分泌物,夜晚睡眠后,上下睑睫毛常被分泌物黏合在一起。结膜囊分泌物培养细菌阳性。

(4)治疗:必须采取措施减少感染传播。所有接触感染者的器械必须仔细清洗消毒,告知患者避免接触眼睑和泪液,经常洗手。当出现感染时尽可能避免人群之间的接触。治疗无特殊,局部冷敷和使用血管收缩剂可减轻症状，急性期可使用抗病毒药物抑制病毒复制如干扰素滴眼剂、0.1%碘苷、0.1%利巴韦林、4%吗啉胍等，每小时1次。合并细菌感染时加用抗生素治疗。出现严重的膜或假膜、上皮或上皮下角膜炎引起视力下降时可考虑使用皮质类固醇眼药水，病情控制后应减少皮质类固醇眼水的点眼频度至每天1次或隔天1次。应用中要注意逐渐减药，不要突然停药，以免复发；另外还要注意激素的不良反应。

2.咽结膜热

咽结膜热是由腺病毒3、4和7型引起的一种表现为急性滤泡性结膜炎伴有上呼吸道感染和发热的病毒性结膜炎，传播途径主要是呼吸道分泌物。多见于4～9岁儿童和青少年。常于夏、冬季节在幼儿园、学校中流行。散发病例可见于成人。

(1)临床表现：前驱症状为全身乏力，体温上升至38.3～40 ℃，自觉流泪、眼红和咽痛。患者体征为眼部滤泡性结膜炎、一过性浅层点状角膜炎及上皮下混浊，耳前淋巴结肿大。咽结膜热有时可只表现出1～3个主要体征。病程10天左右，有自限性。

(2)诊断：根据临床表现可以诊断。结膜刮片中见大量单核细胞，培养无细菌生长。

(3)治疗和预防：无特殊治疗。可参考流行性角结膜炎的治疗和预防措施。发病期间勿去公共场所、泳池等，减少传播机会。

(二)流行性出血性角结膜炎

流行性出血性结膜炎是由70型肠道病毒(偶由A24型柯萨奇病毒)引起的一种暴发流行的自限性眼部传染病，又称“阿波罗11号结膜炎”。1969年在加纳第一次暴发，1971年曾在我国大范围流行。该病在许多国家和岛屿发生过流行。

1.临床表现

潜伏期短18～48小时(病程短15～7天)，常见症状有眼痛、畏光、异物感、流泪、结膜下出血、眼睑水肿等。结膜下出血呈片状或点状，从上方球结膜开始向下方球结膜蔓延。多数患者有滤泡形成，伴有上皮角膜炎和耳前淋巴结肿大。少数人发生前葡萄膜炎，部分患者还有发热不适及肌肉痛等全身症状，印度和日本曾报道个别病例出现类似脊髓灰质炎样下肢运动障碍。

2.诊断

急性滤泡性结膜炎的症状，同时有显著的结膜下出血，耳前淋巴结肿大等为诊断依据。

3.治疗和预防

无特殊治疗，有自限性，加强个人卫生和医院管理，防止传播是预防的关键。

第二节　结膜下出血

结膜下出血是球结膜下血管破裂或渗透性增加引起的眼病。常单眼发生，可发生于任何年龄，但易发生于年龄较大的动脉硬化、糖尿病、血液病、外伤和某些传染性疾病（如败血症、伤寒）患者。腹内压增高（如咳嗽、打喷嚏或便秘）导致静脉压增高，可突然引起球结膜小血管破裂而引起出血。

一、临床表现

（1）出血部位色鲜红，范围不等，以后随着血液的吸收逐渐变为棕色。

（2）出血一般在7～12天内自行吸收。

（3）无明显症状。当患者不明病情时会造成精神紧张。

二、诊断

根据临床表现进行诊断。

三、鉴别诊断

急性出血性结膜炎：传染性极强，表现为急性滤泡性结膜炎的症状，同时有显著的结膜下出血，伴耳前淋巴结肿大。

四、治疗

（1）患者常因鲜红的片状出血而严重忧虑和关切，应向患者解释，消除其顾虑。

（2）寻找出血病因，针对原发病进行治疗。

（3）出血后可局部冷敷，两天后热敷，每天2～3次，可促进出血吸收。

（4）反复双眼出血时应除外血液病。

第三节　结膜囊肿及肿瘤

一、结膜囊肿

结膜囊肿在临床上并不少见。结膜囊肿应当定义为由结膜上皮组织构成囊壁、其中充填了液体物质。引起结膜囊肿的原因很多，大多数是由于手术、外伤、感染、慢性炎症刺激等造成的植入性上皮性囊肿，发生于结膜穹隆部囊肿的体积可以较大；部分囊肿是先天性的。在分类中，部分学者习惯将位于结膜下的包裹性囊肿也列入结膜囊肿的范畴。

临床常见的结膜囊肿按病因分类分为以下 2 种。

(一)先天性结膜囊肿

先天性结膜囊肿较少见。较小者见于结膜痣，痣本身含有小的透明囊肿。较大的结膜囊肿见于隐眼畸形，眼眶内有一发育很小的眼球及较大的囊肿，囊肿大时可充满眼眶。

1.症状

患者无特殊不适。

2.体征

先天性小眼球伴囊肿患者多无视力；部分患者眼窝表面找不到眼球，或很小的眼球位于下方穹隆部，余部为囊肿充填。结膜痣患者出生时结膜有隆起病灶，生长缓慢。

3.辅助诊断

无特殊，病理切片为诊断的金标准。

4.鉴别诊断

与结膜的实质性肿物相鉴别。与相邻组织的囊肿鉴别。

5.治疗

本病药物治疗无效，根据患者美容的需要，选择手术摘除，局部美容手术。

(二)获得性囊肿

获得性囊肿是结膜囊肿临床上最常见的类型，根据病因，有各种不同的临床表现。多数患者就诊原因为发现眼表肿物，部分囊肿是患者由于其他原因检查眼睛时偶然被发现。

上皮植入性结膜囊肿：由于结膜外伤、手术等原因，结膜上皮被植入到结膜下，这些上皮细胞增生成团，继之在中央部分发生变性，形成囊腔，囊壁由结膜上皮细胞组成，菲薄而透明，其中可见杯细胞。囊内为透明液体及黏液，囊肿的一侧与巩膜表面或有粘连不易移动，周围组织炎症反应轻；当在囊腔内存在细菌等微生物时，囊肿周围组织可能有急慢性炎症。

上皮内生性结膜囊肿：由于结膜受到长期慢性炎症刺激，上皮细胞向内层生长，伸入到结膜下组织。新生的上皮细胞团，中央部变性而形成囊肿，充以液体。囊肿好发于上睑及穹隆部结膜，也见于泪阜、半月皱襞、下穹隆及下睑结膜。

腺体滞留性结膜囊肿：由于慢性炎症浸润刺激，使结膜本身腺体的排泄口阻塞、封闭，腺体分泌物不能排出，滞留而形成囊肿。这种囊肿一般很小，多见于穹隆部结膜，也可见于泪阜处。

1.症状

患者无特殊不适，部分患者有结膜炎症表现，眼部异物感、流泪等。

2.体征

半透明或不透明的结节状、半球形隆起，周围结膜血管或充血；位于穹隆部的囊肿可以较大，表面淡紫色，可使用暴露穹隆法使囊肿突起入结膜囊。

3.辅助诊断

无特殊，病理切片为诊断的金标准。

4.治疗

本病药物治疗无效，选择手术摘除，当怀疑结膜囊肿为感染性，切除肿物时尽量保证肿物完整，根据病理诊断报告，考虑术后是否使用抗感染药物；当手术中囊肿壁有破溃时，尽量取囊内容物(液)涂片，确定有无病原体以便于进一步的治疗。

5.随诊

依据病理诊断结果采取相应治疗，为减轻手术后结膜反应，术中建议使用单股尼龙或丙纶线缝合，拆线时间为缝合后5～7天。当伤口有感染时，据伤口愈合状况预约复诊。

6.自然病程及预后

穹隆部的结膜囊肿会生长较快，体积较大；继发感染多见，手术摘除后复发较少。

7.患者教育

确定囊肿的原因很重要，发现囊肿，建议首选切除组织送病理检查。

二、结膜良性肿瘤

结膜肿瘤主要源于结膜上皮或黑色素细胞病变，结膜固有层的间质组织病变亦可引起瘤样增生。与其他部位的肿瘤类似，结膜肿瘤包括错构瘤与迷芽瘤两类。除原发外，炎症等因素也可以导致组织肿瘤性生长。结膜肿瘤的主要组织类型见表2-3。

表2-3 结膜肿瘤的主要组织类型

上皮性源性	鳞状细胞、基底细胞、黑色素细胞
间质性	血管、神经、纤维、脂肪、淋巴、肌肉
多种组织源性	迷芽瘤

（一）鳞状细胞乳头状瘤

结膜上皮增生，外生性生长。

1.症状

大部分患者没有症状，以发现眼球表面肿块或色素为主诉。

2.体征

多为暗粉红色，略隆起于结膜表面，桑葚状或菜花状，位于结膜表面，有时基底呈蒂状。

3.辅助诊断

裂隙灯角膜显微镜检查，肿瘤表面不平，似有多数小的乳头状结构，半透明，可以隐约看到瘤体内含扩张弯曲血管。

4.实验室诊断

手术切除标本送病理检查，诊断。

5.鉴别诊断

对所有结膜良性肿瘤来说，重要的是判断肿物的性质，除外恶性肿物。临床医师根据肿瘤的外观、生长速度等可以对病灶性质进行初步诊断，帮助确定手术方案，病理检查是诊断的金标准。

6.治疗

手术切除为首选治疗手段。目前有学者推荐局部冷冻与手术切除联合的治疗方案。

7.随诊

依据病理诊断结果采取相应治疗，为减轻手术后结膜反应，术中建议使用单股尼龙或丙纶线缝合，拆线时间为缝合后5～7天；当伤口有感染时，据伤口愈合状况预约复诊。

8.自然病程及预后

当肿瘤体积较大时，继发感染多见，手术摘除后可能复发，部分肿瘤恶变。

9.患者教育

确定肿物性质很重要，建议首选切除组织送病理检查。

(二)色素痣

属于良性黑色素细胞瘤。有先天性与获得性两类，病理学家 Peter 和 Folberg 博士将成年人罹患的色素痣，归为原发性获得性结膜黑变病(PAM)的范畴。

1.症状

结膜色素性病灶，多无自觉不适。

2.体征

结膜表面棕黑色、蓝黑色或棕红色病灶，境界清晰，微隆起，表面平滑无血管。痣好发部位为角膜缘附近及睑裂部球结膜，缓慢增长。

3.辅助检查

无特殊。

4.实验室诊断

如手术切除，标本做病理诊断。

5.鉴别诊断

同前。

6.治疗

体积小，患者无感不适(包括生理与心理)的色素痣可以无须治疗。当痣突然增生，表面不平滑者或有出血、破溃等恶变的迹象时，应选择手术切除肿物。对于色素性肿物，临床上务求病灶一次性、全部、完整切除，切除病灶送病理检查。

7.自然病程与预后

色素痣大部分稳定，终身不变或极缓慢生长。部分病例有恶性变的倾向。

8.患者教育

发现结膜色素性肿物，要到医院就诊。切忌自行处理，建议不要使用刺激性

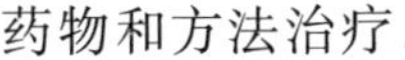

药物和方法治疗。

(三)血管瘤

有毛细血管瘤和海绵状血管瘤。毛细血管瘤为先天性瘤，出生后生长缓慢或停止生长。一般范围较小，有时也波及眼睑、眼眶等邻近组织。海绵状血管瘤一般范围较广，位置较深，常为眼眶、眼睑或颜面血管瘤的一部分。有时合并青光眼，称为 Sturge-Weber 综合征。

(四)皮样瘤

皮样瘤为先天性良性瘤。好发于睑裂部角膜缘处。部分位于角膜浅层，部分位于结膜侧。瘤体与其下结角膜组织粘连牢固，呈淡红黄色，表面不平呈皮肤样、有纤细毛发。组织学检查含有表皮、真皮、毛囊、皮脂腺、汗腺等，手术切除，角膜部分作板层角膜移植修补。

(五)皮样脂瘤

为先天性瘤，因含大量脂肪故瘤体呈黄色，质软。好发于颞上侧近外眦部结膜下，与眶内组织相连。手术切除时，慎勿损伤外直肌。

(六)骨瘤

为先天性瘤。很少见，好发于颞下侧外眦部结膜下，质硬，多呈圆形，如黄豆大小。应与畸胎瘤区别。

第三章 角膜疾病

第一节 角膜先天性异常

一、圆锥角膜

(一)定义

圆锥角膜是一种先天性角膜发育异常,表现为角膜中央进行性变薄,向前呈圆锥状突出的角膜病变。多在青春期发病,发展缓慢,多为双侧性,可进行性发生、程度不一,女性多见。

(二)临床表现

从青春期到中年时进行性视力下降,早期为高度不易矫正的散光所致。急性角膜水肿可致视力突然下降、眼痛、眼红、畏光、大量流泪等。

(三)诊断

(1)视力下降,早期为高度不易矫正的散光所致。

(2)角膜顶端变薄呈锥形隆起。

(3)角膜中央部水肿、混浊、瘢痕形成。

(4)极早期圆锥角膜可通过角膜地形图检测发现。

(四)推荐检查

1.检影和屈光检查

寻找不规则散光和红光反射有无水滴或检影。

2.角膜散光仪和角膜地形图

角膜地形图中央和下部角膜陡峭。角膜散光仪检查见不规则旋涡和陡峭。

(五)治疗

(1)轻度圆锥角膜可配硬性角膜接触镜,也可行表层角膜镜片术。

(2)重度者、角膜混浊严重者,可行穿透性角膜移植术。

二、大角膜

(一)定义

大角膜指角膜横径>12 mm的一种发育异常,为常染色体隐性或显性遗传。男性多见。

(二)诊断

(1)角膜横径>12 mm,角膜透明,眼前部较正常增大。

(2)眼压、眼底和视功能在正常范围。也可有近视或散光。

(三)治疗

无须治疗。

三、小角膜

(一)定义

小角膜是指角膜横径<10 mm的一种发育异常,为常染色体隐性或显性遗传。

(二)诊断

(1)角膜横径<10 mm,角膜扁平,前房较浅,眼球往往相对较小。

(2)视力差或弱视,或有高度远视。

(三)治疗

无须治疗。因易发闭角型青光眼,在该病易发年龄阶段可行激光虹膜周边切除术以预防。

第二节 角膜营养不良

角膜营养不良指与遗传有关的原发性病变，具有病理组织学特征的组织改变，与因食物摄入不足引起的营养不良无关。据受侵犯角膜层次而分为角膜前部、实质部及后部角膜营养不良 3 类。

一、上皮基膜营养不良

(一)定义

上皮基膜营养不良(地图-点状-指纹状营养不良)是前部角膜营养不良类型中最常见的一种角膜病。常见于 40～70 岁，女性稍多。

(二)临床表现

患者可出现反复性上皮剥脱，眼部疼痛、刺激症状及暂时的视力模糊。

(三)诊断

(1)点状病变为上皮层内灰白色混浊点，即微小囊肿及细小线条。

(2)地图状条纹较粗，为淡混浊区。

(3)指纹状线条，为上皮层内半透明细条纹，呈同心弯曲排列，类似指纹。

(4)泡状小的透明圆疱，位于上皮内。

(5)角膜上皮糜烂时出现疼痛、畏光、流泪、视力模糊等症状。此类症状多发生在 30 岁以后。

(四)治疗

用润舒眼药水、素高捷疗眼膏、抗生素眼药水等滴眼，或佩戴软性接触镜。

二、颗粒状角膜营养不良

(一)定义

颗粒状角膜营养不良是角膜基质营养不良之一，为常染色体显性遗传，外显率为 97%。光镜下可见角膜实质浅或上皮层内颗粒为玻璃样物质，用 Masson 三重染色沉着物呈亮红色。

(二)临床表现

病情进展缓慢，视力下降，为双侧性病变。常出现于 10 岁以前，但很少在中年以前出现症状，角膜糜烂少见。

（三）诊断

（1）双侧对称性角膜病变。

（2）病情进展缓慢，视力下降。

（3）裂隙灯下可见角膜中央部实质浅层有较多散在灰白小点组成的面包渣样混浊，其间有透明角膜分隔，角膜周边不受侵犯。

（四）治疗

（1）视力好时，不需治疗。

（2）较大面积混浊，视力明显下降的，可行角膜移植术。

（3）本病为规律的显性遗传病，外显率高。预防在于遗传咨询。

三、Fuchs **角膜内皮营养不良**

（一）定义

Fuchs角膜内皮营养不良是角膜后部营养不良的典型代表。有些患者为常染色体显性遗传。病理改变为角膜变薄，内皮细胞减少，后弹力层增厚，且有滴状赘疣位于其后，此为角膜小滴。实质层水肿，板层间隙加宽，胶原排列紊乱，角膜细胞增多。

（二）临床表现

眩光、视力模糊，特别是在觉醒时为甚，可以进展为严重眼痛。一般在50岁以前很少出现，症状稳定。为常染色体显性遗传。

（三）诊断

（1）本病双眼发病，双侧常不对称。病情进展极缓慢。多见于绝经期妇女。50岁以后症状出现逐渐加重。

（2）早期角膜中央部后面可见滴状赘疣。中期为内皮功能损害，实质层及上皮层水肿；上皮发生大疱，大疱破后则剧痛。晚期大疱性角膜病变病症状缓解，但角膜水肿增厚加重而使视力受损严重。

（四）推荐检查

（1）眼压。

（2）角膜厚度检查确定中央角膜的厚度。

（五）治疗

（1）滴用润舒眼药水、角膜宁眼药水、素高捷疗眼膏。可用高渗盐水（5%氯化钠)滴眼,减轻角膜水肿。

(2)晚期可行穿透性角膜移植术。

四、大疱性角膜病变

(一)定义

大疱性角膜病变是由于角膜内皮功能破坏,产生严重的角膜实质水肿、上皮下水肿,发生角膜上皮大疱、视力明显下降的角膜病。

(二)临床表现

视力下降、眼痛、流泪、畏光、眼红和异物感。

(三)诊断

(1)视力下降、眼痛、流泪、畏光和异物感。

(2)裂隙灯下可见角膜表层水痘,水疱大小不等,水疱破裂处荧光素着色。角膜基质混浊。

(四)推荐检查

(1)检查眼压。

(2)散瞳眼底检查:排除黄斑囊样水肿和玻璃体炎症。

(3)荧光素血管造影帮助诊断黄斑囊样水肿。

(五)治疗

同 Fuchs 角膜内皮营养不良的治疗。

第三节　角膜软化症

一、定义

角膜软化症是由于维生素 A 缺乏引起的一种角膜溶化及坏死的致盲眼病。

二、临床表现

患儿消瘦,精神萎靡,皮肤干燥粗糙呈棘皮状,声音嘶哑,由于消化道及呼吸道的上皮角化,患儿可伴有腹泻或咳嗽。早期症状主要是夜盲,但因幼儿不能诉述,常被忽略。

三、诊断

(1)患儿消瘦,精神萎靡,皮肤干燥粗糙,声音嘶哑。

(2)夜盲:夜间视力不好,暗适应功能差。但因幼儿不能诉述而不被发现。

(3)结膜干燥,在睑裂部近角膜缘的球结膜上出现三角形的尖端向外眦部的干燥斑,称 Bitot 斑。

(4)角膜早期干燥无光泽,呈雾状混浊,继之溶化坏死形成溃疡、感染,进而穿孔。

四、治疗

(1)病因治疗:积极治疗内科疾病,改善营养。维生素 A、D 每次 0.5～1 mL,每天 1 次,连续10～15次。

(2)用抗生素眼药水或眼膏抗感染。

(3)用 1%阿托品眼膏散瞳防止虹膜粘连。

(4)若角膜已穿孔,可行结膜遮盖术或角膜移植术。如眼内容脱出,可行眼球摘除术或眼内容剜除术。

第四节 角膜变性

一、老年环

(一)定义

老年环是角膜周边部基质内的类脂质沉着,多见于老年人。如发生在青壮年,则称为青年环。

(二)临床表现

常见于老年人,黑色人种更多见。超过 80 岁的老人,几乎都有老年环。该环呈白色,约1 mm宽,与角膜缘之间有一透明角膜带分隔。绝大多数为双侧性。

(三)诊断

(1)年龄,多见于老年人。

(2)角膜周边灰白色混浊,先上下,后内外,最后形成环形,宽约 1 mm,外侧边界清楚,内侧边界稍模糊,与角膜缘之间有狭窄的透明带相隔。

(3)对视力无影响。

(四)治疗

不需治疗。

二、角膜带状变性

(一)定义

角膜带状变性是一种由于营养失调累及前弹力层的表浅角膜钙化变性。

(二)临床表现

视力下降、异物感、角膜上皮缺损等,有时伴有新生血管。

(三)诊断

角膜混浊起始于角膜内外缘的睑裂部位,在前弹力层出现细点状灰白色钙质沉着,混浊的周边侧边缘清楚,与角膜缘之间有一约 1 mm 宽透明的正常角膜组织相间隔。混浊由两侧逐渐向中央扩展,最后连成两端宽,中间窄的带状混浊。对视力有明显影响。

(四)推荐检查

(1)眼压检测,视神经检查。

(2)如果无眼前节疾病或长期青光眼体征,角膜带状变性不能够解释,可考虑以下检查:测血钙、球蛋白、镁、血脂水平、尿素氮、肌酐含量,怀疑痛风时测定尿酸水平。

(五)治疗

(1)轻症无须治疗,混浊严重者可行板层角膜移植术。

(2)要在表面麻醉下刮去角膜上皮,用依地酸二钠(浓度为 0.5%～2%)清洗角膜,利用其发生螯合作用而去除钙质。

第五节　角膜炎症

一、细菌性角膜溃疡

(一)定义

细菌性角膜溃疡是由细菌引起的严重的急性化脓性角膜炎症。

(二)临床表现

(1)发病较急,常在角膜外伤后 24～48 小时发病。

(2)有眼痛、畏光、流泪、眼睑痉挛等刺激症状。

(3)视力下降。

(4)分泌物多。

(5)睫状充血或混合充血。

(6)角膜出现局限性混浊及溃疡,角膜穿孔。

(7)前房积脓。

(三)诊断

(1)急性发病,有外伤史或慢性泪囊炎病史。

(2)有眼痛等刺激症状。

(3)睫状充血或混合充血。

(4)角膜局灶性混浊、溃疡,荧光素染色阳性,角膜穿孔。

(5)实验室检查可找到致病细菌。

(四)推荐检查

细菌学检查:①角膜刮片检查,革兰染色或 Giemsa 染色可找到细菌。②结膜囊细菌培养及药物敏感试验。

(五)治疗

1.治疗原则

结合临床特征与刮片检查结果,及早采用有效抗生素治疗,尽可能使溃疡早日愈合。

2.治疗方法

(1)急性期用高浓度的抗生素眼药水频繁滴眼,如诺氟沙星、庆大霉素、妥布霉素等眼药水。

(2)结膜下注射,如庆大霉素 2 万 U、头孢孟多 100 mg、头孢唑啉 100 mg,药液量为 0.5 mL。如为铜绿假单胞菌感染,可用多黏菌素眼药水滴眼及结膜下注射。

(3)5%碘酊液灼烧角膜溃疡基底及边缘。

(4)有慢性泪囊炎者应及时治疗。

(5)重者为预防虹膜睫状体炎并发症,应用 1%阿托品眼药水散瞳。

(6)其他,热敷、口服维生素等。

二、真菌性角膜炎

(一)定义

真菌性角膜炎是由真菌侵犯角膜发生的严重的化脓性角膜溃疡,发病前常有植物性眼角膜外伤。眼局部皮质激素和广谱抗生素滥用也可诱发。夏、秋季节发病率高,常见于农民和老年体弱者以及近年有戴接触镜感染者。

(二)临床表现

(1)农作物引起的角膜外伤,病情进展缓慢,病程较长,抗生素治疗无效。

(2)怕光、流泪、眼睑痉挛刺激症状与溃疡大小相比较轻。

(3)视力下降。

(4)角膜病灶稍隆起,表面粗糙、干燥,病灶外周可有结节样灰白卫星灶,病灶周围可见灰白色免疫环。

(5)前房积脓,量多、黏稠,常不成液平面。

(三)诊断

(1)农作物眼外伤史,发病慢,病程长,久治不愈。

(2)与溃疡相比,眼部刺激症状相对较轻。

(3)角膜病灶表面稍隆、干燥,可见卫星灶、免疫环。

(4)前房积脓黏稠,不成液平面。

(5)涂片和培养可找到真菌。

(四)推荐检查

1.涂片法

在溃疡边缘刮取角膜坏死组织,涂在载玻片上,在显微镜下找真菌丝及孢子。

2.涂片染色法

病灶组织可用 Giemsa 染色、革兰染色或六胺银染色法等,在显微镜下找到被染色的菌丝。

3.真菌培养

用沙氏培养基培养。

(五)治疗

1.原则

及时有效地给予抗真菌治疗,溃疡愈合后继续用药半个月以上,以防复发。

禁用皮质激素。

2.治疗方法

(1)抗真菌药物。①咪康唑：用5%葡萄糖液配成1%溶液，滴眼，每小时1次。1%眼膏，每晚1次涂入结膜囊内。结膜下注射10 mg，每天或隔天1次。400～600 mg静脉滴注，1次/天。②酮康唑：每天200～400 mg，口服。③0.2%氟康唑溶液滴眼：每小时1次；0.2%氟康唑溶液0.4 mL，结膜下注射，每天或隔天1次；2 mg/mL静脉注射滴注，1次/天，每次100 mL。④克霉唑：1%混悬液滴眼，每小时1次；1%～3%眼膏，2～3次/天；口服1.0 g，3次/天。

(2)其他疗法：①1%～2%碘化钾溶液滴眼，3～4次/天。②2.5%～5%碘酊灼烧溃疡面。用1%丁卡因溶液点眼一次后，用毛笔样棉签蘸碘酊涂溃疡面，再点一次丁卡因，立即用生理盐水冲洗，涂咪康唑眼膏，包盖。注意蘸碘酊不宜过多，以免烧伤健康角膜。③1%阿托品溶液散瞳。

(3)手术疗法：抗真菌治疗病情不能控制，角膜穿孔者可行治疗性穿透性角膜移植术。

三、单纯疱疹性角膜炎

(一)定义

单纯疱疹性角膜炎(herpes simplex keratitis，HSK)是因单纯疱疹病毒(HSV)感染使角膜形成不同形状和不同深度的混浊或溃疡的角膜炎症，是一种常见的致盲性眼病。其特征是反复发作，近些年发病率有上升的趋势。

(二)临床表现

(1)以前有眼病发作史，病程长，反复发作。

(2)单眼多见。

(3)眼红、疼痛、畏光、流泪。

(4)视力下降。

(5)眼睑皮肤疱疹。

(三)诊断

(1)有热病史等复发诱因，自觉症状同其他型角膜炎。

(2)角膜病变呈树枝状、地图状溃疡及盘状深层混浊等不同形状。

(3)病程长，反复发作。

(4)多为单眼发病，也可双眼发病。

(5)角膜知觉减退。

(四)推荐检查

(1)HSV 单克隆抗体诊断药盒:对角膜上皮刮片做病原学诊断,有较好的敏感性和特异性,可迅速出结果。

(2)荧光素标记抗体染色技术:在被感染细胞内可找到特异的颗粒荧光染色,可区分HSV-1或 HSV-2。

(3)细胞学检查:刮片 HE 染色,可见多核巨细胞、核内包涵体。

(4)电镜检查:可查找到病毒颗粒。

(5)人外周血 T 细胞亚群测定:OKT_3、OKT_4、OKT_8、$T_4<T_8$ 比值。单纯疱疹活动期表现为 T_4 下降,T_8 升高,$T_4/T_8<1$,说明机体处于免疫抑制和免疫调节紊乱状态。

(6)血清学检查:血清中和抗体效价测定,对原发感染有意义。

(7)病毒分离:准备可靠,但需要一定设备条件和时间。

(五)治疗

1.治疗原则

上皮性和溃疡型病变,需用抗病毒药物,禁用激素。因免疫反应引起的盘状角膜炎可谨慎用激素,同时用抗病毒药物。

2.治疗方法

(1)抗病毒药物。①碘苷(疱疹净):0.1%眼药水每 1~2 小时 1 次,或 0.5%眼膏 5 次/天。②阿糖胞苷:结膜下注射 0.2%溶液 0.3~0.6 mL 隔天或每周 1~2 次。③安西他滨(环胞苷):0.05%眼药水每 1~2 小时1 次或用 0.1%眼膏 2 次/天,也可结膜下注射 1%溶液 0.3 mL。④阿糖胞苷:3%眼膏 5 次/天涂眼。⑤阿昔洛韦:0.1%眼药水 6 次/天,或 3%眼膏 5 次/天,也可口服,200 mg,5 次/天;静脉滴注,50 mg/kg,1 次/天。⑥曲氟尿苷(三氟胸腺嘧啶核苷):1%~5%溶液,4~6 次/天,1%眼膏 1 次/天。⑦利巴韦林(病毒唑):0.5%溶液,4~6 次/天。⑧更昔洛韦(丙氧鸟苷):0.1%~0.2%溶液,每小时 1 次;0.5%~1%眼膏,2~5次/天。

(2)干扰素:人血白细胞干扰素 8 万~16 万 U/mL 溶液滴眼,5 万~40 万 U 结膜下注射。

(3)聚肌胞:0.1%点眼;结膜下注射 1 mg,每周 2 次;肌内注射 2 mg,隔天 1 次。

(4)左旋咪唑：口服 50 mg，2 次/天，每周连服 3 天。

(5)皮质类固醇：尽量要低浓度，少次数，局部用药为主。并应递减，不可骤停。

(6)清创疗法：①用湿棉棒擦去角膜病变区及其周围溶解组织。②用棉签蘸碘酒涂布溃疡区，用生理盐水冲洗。③用 1.5 mm 冷冻头，温度为 −80～−60 ℃，冷冻角膜溃疡面，每点 3 秒，反复 2～4 次。

(7)手术疗法：病情严重、溃疡或瘢痕大，视力在 0.1 以下者可行穿透性角膜移植术。

四、棘阿米巴角膜炎

(一)定义

棘阿米巴角膜炎是由棘阿米巴原虫感染引起的一种慢性、进行性、溃疡性角膜炎。通过污染的角膜接触镜、土壤和水源感染角膜而发生，病程约数月。

(二)临床表现

发病初期有异物感、眼部剧痛、眼红、畏光流泪持续数周。

(三)诊断

(1)病史，如佩戴角膜接触镜史等。

(2)发病初期有异物感、畏光、流泪、视力下降、眼痛剧烈等症状。

(3)角膜浸润，上皮混浊，假树枝状或局部点状荧光素着色。

(4)角膜基质浸润及沿角膜神经的放射状浸润，形成放射状角膜神经炎。角膜感觉明显减退。

(5)基质形成炎症浸润环，环周有白色卫星灶，中央基质混浊，颇似盘状角膜炎，常有前房积脓。

(四)推荐检查

(1)革兰染色和 Giemsa 染色组织涂片可见棘阿米巴原虫。

(2)培养采用琼脂大肠埃希菌平板，可使污染的接触镜和组织标本内的棘阿米巴原虫生长。

(3)做角膜刮片，必要时做角膜活检，用间接荧光素标记抗体染色或氟化钙白染色做诊断。

(五)治疗

1.药物治疗

(1)0.5%新霉素和普罗帕米眼药水，每小时 1 次，晚上应用，1 周以后逐渐减量,疗程4个月以上。

(2)克霉唑、咪康唑或酮康唑眼药膏或眼药水点眼。

2.手术治疗

早期可行上皮清创。如病灶局限、药物治疗失败,可行穿透性角膜移植术。

五、基质性角膜炎

(一)定义

基质性角膜炎是位于角膜深层而不形成表面溃疡的非化脓性炎症。

(二)临床表现

(1)眼部疼痛、畏光、流泪、眼红等刺激症状显著。

(2)视力下降,严重者仅有光感。

(3)一般双眼发病。

(三)诊断

(1)眼部疼痛、畏光、流泪等刺激症状显著,视力下降,一般双眼发病。

(2)角膜基质深层有细胞浸润及水肿,后弹力层皱褶,外观呈毛玻璃状。

(3)新生血管在角膜板层间呈暗红色毛刷状,严重者波及全角膜。

(4)房水混浊及有角膜后沉着物。

(5)结核引起的基质炎,基质浸润常为扇形、周边性、单侧性,且更为表浅。

(四)推荐检查

(1)梅毒血清学检查:快速血浆反应素试验(RPR)、荧光素螺旋体抗体吸附试验(FTA-ABS),或微量血清梅毒螺旋体试验(TPHA)。

(2)结核菌素试验。

(3)当FFA-ABS或TPHA阴性或PPD阳性时做X线胸片检查。

(4)进一步检查血沉(ERS)、抗核抗体(ANA)、类风湿因子、莱姆滴度。

(五)治疗

(1)局部可用皮质类固醇点眼及球结膜下注射。

(2)1%阿托品溶液点眼,每天1次。

(3)病因治疗,如抗梅毒、抗结核和抗病毒治疗等。

(4)浓厚的角膜瘢痕,可行穿透性角膜移植术。

六、神经麻痹性角膜炎

(一)定义

神经麻痹性角膜炎是由于三叉神经周围性麻痹,使角膜营养障碍而发生的角膜炎症。

(二)临床表现

眼红,瞬目反应迟钝。

(三)诊断

(1)结膜充血为早期表现。

(2)角膜感觉减退,瞬目反应迟钝,可伴同侧面额皮肤感觉减退等现象。

(3)角膜上皮有水肿脱落,基质层浸润混浊,可形成溃疡。若继发感染,则出现前房积脓及角膜穿孔。

(四)推荐检查

荧光素染色裂隙灯检查。

(五)治疗

(1)局部滴用抗生素眼药水及眼膏并用眼垫包眼。如有继发感染,则按感染性角膜溃疡处理。

(2)长期不愈者,可行睑裂缝合术,待6～12个月后再予打开,并可佩戴软性角膜接触镜。

七、暴露性角膜炎

(一)定义

暴露性角膜炎是由于角膜失去保护而暴露在空气中,引起干燥、上皮脱落而发生感染的角膜炎症。

(二)临床表现

眼部刺激征、烧灼感、单眼或双眼发红,常常晨起时加重。

(三)诊断

(1)有以下病因的相应表现,如眼球突出、眼睑缺损、瘢痕性睑外翻、面神经麻痹、眼轮匝肌麻痹、上睑下垂矫正术后上睑滞留和睑闭合不全、深昏迷、深麻醉状态。

(2)角膜病变常始于暴露的部位,由浅向深部发生,上皮干燥脱落,基质浸润混浊,可形成溃疡。如有继发感染,病情急剧恶化,可引起前房积脓。

(四)推荐检查

(1)荧光素染色裂隙灯检查。

(2)检查各种潜在的病因,如第Ⅶ对脑神经麻痹。

(五)治疗

(1)以治疗病因为主,如眼睑缺损修补术、睑植皮术等。若睑裂闭合不全,可酌情行睑裂缝合术,减轻或解除其闭合不全,或佩戴软性接触镜保护角膜上皮。

(2)频滴人工泪液及抗生素眼药水,晚上用抗生素眼膏包盖。

(3)若有继发感染,则按感染性角膜溃疡处理。

八、蚕食性角膜溃疡

(一)定义

蚕食性角膜溃疡是一种边缘性、慢性匐行性、浅层、疼痛性角膜溃疡,常发生于中老年人。

(二)临床表现

多发生于成年人,有剧烈的眼痛、畏光、流泪及视力下降。

(三)诊断

(1)有明显的刺激症状和较重的眼部疼痛,视力减退。

(2)混合充血:溃疡始于角膜周边部,炎症浸润向中央角膜浅层基质层蚕食性缓慢进展,向角膜中央进展缘呈潜掘状。在溃疡进展的同时,原有的溃疡区逐渐由血管化组织填补。

(3)虹膜有炎症反应,后粘连。常并发白内障和继发青光眼。

(四)治疗

目前尚缺乏特效治疗方法。治疗原则是对轻症患者首先采取积极的药物治疗,对疗效欠佳或重症患者采取手术治疗和药物治疗相结合。

(1)免疫抑制药与皮质激素联合系统用药。

(2)球结膜环切术。

(3)板层角膜移植术或穿透性角膜移植术。

九、浅层点状角膜病变

(一)定义

浅层点状角膜病变是一系列累及角膜上皮、上皮基膜、前弹力层膜及其邻近的角膜浅层基质的点状病变。

(二)临床分型

分为3种类型,即点状上皮角膜炎、点状上皮糜烂和点状上皮下浸润。

(三)诊断

1.点状上皮角膜炎

此型在裂隙灯直照下呈灰白色点状混浊,用荧光素和虎红染色阳性。

2.点状上皮下浸润

此型在裂隙灯下于前弹力层下方的最浅基质层有略带灰白或灰黄色点状浸润,愈合后留薄翳。

3.点状上皮糜烂

此型为上皮单个或多个点状缺损。缺损区透明,其周围角膜上皮水肿。缺损修复后可见上皮有指纹或旋涡状混浊。

(四)推荐检查

荧光素或虎红染色裂隙灯检查。

(五)治疗

(1)病因治疗。

(2)抗炎、抗感染治疗,用含有微量皮质类固醇(0.001%地塞米松)的抗生素眼药水点眼。

(3)改善局部营养及环境,可用人工泪液、素高捷疗眼膏等。

(4)一般禁用热敷,以免局部充血,增强变态反应。

第六节　角膜扩张性病变

一、球形角膜

球形角膜是一种出生时即存在以角膜变薄并呈球形隆起的先天性角膜病

变，临床上罕见，多为常染色体隐性遗传。

(一)病因

目前病因不明。一般认为是与扁平角膜发病原因相反的一种发育异常，也有人认为该病是大角膜的一种异型或水眼病变过程中止所致。还有人认为，此病与圆锥角膜的发病有着密切的关系，临床上有双眼球形角膜的父亲其儿子患双眼圆锥角膜的报道。

(二)临床表现

角膜均匀变薄并呈球状隆起，尤其在周边部，约为正常角膜厚度的1/3，有时合并巩膜组织变薄而形成蓝色巩膜。但角膜透明，直径一般正常。如有后弹力层破裂，可发生角膜水肿、混浊。病变为静止性，一般不发展，无明显自觉症状，可有屈光不正存在。

(三)诊断

(1)角膜均匀变薄呈球状隆起，但透明，直径正常。

(2)后弹力层破裂时，角膜急性水肿、混浊。

(3)如合并巩膜组织变薄可形成蓝色巩膜。

(四)鉴别诊断

1.圆锥角膜

角膜中央部进行性变薄并向前呈圆锥状突出；进行性视力减退和严重的不规则散光。裂隙灯检查可见圆锥底部角膜浅层有 Fleischer 环，如角膜后弹力层破裂，角膜水肿、混浊。

2.先天性前葡萄肿

出生后即可见角膜混浊，并向前膨隆，葡萄膜黏附于角膜背面，嵌顿的虹膜隐约出现于菲薄的角膜之后，使角膜发蓝色。

(五)治疗

目前尚无治疗方法，但应嘱患者注意保护眼球，防止外伤，以免引起眼球破裂。

二、后部圆锥角膜

后部圆锥角膜为罕见的角膜后表面异常，单眼发病，迄今报道的所有病例均为女性，无遗传倾向。

(一)病因

病因不明,可能是胚胎期由于某种原因使中胚叶发育不良所致。

(二)临床表现

患者出生时即存在角膜后表面弧度增加,甚至呈锥状,但前表面弧度则保持正常,使角膜中央区相对变薄。角膜基质层可能透明,也可能混浊。如不伴有角膜基质层混浊者,尚能保持较好视力。根据角膜受累的范围可分为局限型和完全型。病变常为静止性,用裂隙灯光学切面检查可明确诊断。患者常有不规则散光,用检影法检查呈现剪动影。

(三)诊断

主要根据患者角膜后表面弧度增加而前表面弧度正常,角膜中央区相对变薄。患者有不规则散光,检影法验光检查呈现剪动影而诊断。

(四)鉴别诊断

本病主要应与圆锥角膜鉴别。后者表现为青少年时期起病,角膜中央部进行性变薄并向前呈圆锥状突出,角膜前后表面弧度均增加。伴有进行性视力减退和严重的不规则散光。裂隙灯检查可见圆锥底部角膜浅层有 Fleischer 环,严重者角膜后弹力层破裂,角膜水肿、混浊。

(五)治疗

目前尚无治疗方法。

三、Terrien 角膜边缘变性

Terrien 角膜边缘变性是一种发生于角膜边缘部的非炎性缓慢进展的角膜变薄性疾病。

(一)病因

本病被认为可能与神经营养障碍或角膜缘部毛细血管的营养障碍有关。近来被认为是一种自身免疫性疾病。

(二)病理

本病被主要是基质层纤维变性,同时有胶原纤维脂质浸润,上皮细胞增生,基膜和前弹力膜破坏,甚至消失。

角膜基质层变薄,纤维板层结构数目明显减少,新生的肉芽组织及新生的血管伸入。后弹力膜撕裂、缺损或增厚,内皮细胞数天减少,细胞变性。

病变区各层组织均有明显的类脂沉着，常可见到淋巴细胞与浆细胞浸润。

（三）临床表现

10～30 岁发病，多为双眼发病，但病程进展不一致，从发现病变致角膜变薄有时可达 10 年以上。男性多于女性。

病变多发生于上半周角膜缘部，也可发生于其他部位或波及全周。早期可无自觉症状，随着病变的发展，可出现轻度刺激征和异物感，但不影响视力。病变晚期，由于病变区角膜膨隆，产生明显的散光而导致不同程度的视力下降。

根据病变的发展，可分为 4 期。

1.浸润期

角膜周边部出现宽 2～3 mm 的混浊带，伴有新生血管生长，病变区球结膜轻度充血。

2.变性期

病变区角膜变薄，形成一沟状凹陷。

3.膨隆期

病变区角膜继续变薄，出现单个或多个菲薄囊泡样膨隆区，多位于 10 点、1 点及 5 点处。

4.圆锥角膜期

病变区角膜张力下降，在眼压的作用下病灶向前膨出。并波及中央出现圆锥角膜样改变。严重者组织变薄如纸，当压力过猛或咳嗽时，病变区破裂，导致角膜穿孔，虹膜膨出，继而发生粘连性角膜瘢痕。

裂隙灯下，病变区角膜明显变薄，有新生血管伸入，正常角、结膜结构消失，而上皮层增厚，其他各层模糊不清。

（四）诊断

(1)典型者需具备角膜周边有灰白色浸润、新生血管、脂质沉着、角膜变薄、角膜沟、角膜膨隆及散光。

(2)非典型者假性翼状胬肉、复发性边缘性角膜炎及中央角膜混浊变薄。

（五）治疗

目前尚缺乏有效药物治疗。早期散光可以用光学眼镜矫正。反复发作的炎性改变，可用类固醇激素治疗，亦可试用三氯醋酸烧灼或其他方法烧灼，以减轻散光。

病变晚期，可行结膜瓣遮盖术或板层角膜移植术，手术范围必须大于角膜病变，否则术后仍有复发和继续发展的可能。

四、角膜边缘透明变性

角膜边缘透明变性是一种发生于角膜下方周边部的少见的非炎症性疾病。由于角膜变薄隆起，可引起高度不规则散光，同时可使后弹力膜破裂导致角膜水肿。

（一）病因

病因不明。因其组织学和超微结构的改变与圆锥角膜相似，故有人认为该病变是局限于周边部的圆锥角膜。

（二）临床表现

本病多发生于20～40岁年龄的中青年，男女发病率相近，病程进展缓慢，病变可持续数十年。通常有与高度不规则散光有关的视力下降。多在出现畏光、流泪而就诊。

本病多发生在双眼角膜下方，可见宽约1.2 mm呈新月形的基质变薄区，与角膜缘之间有1～2 mm的正常区域。紧靠变薄区之角膜上皮可出现微小囊样水肿和基质层水肿，可累及视轴区。水肿区后弹力膜可呈灶性、旋涡性或斜行破裂或脱离。

Rodrigues发现角膜上皮层有不规则增厚，前弹力膜有瘢痕形成，基质层变薄且内皮缺损。部分患者可发生急性角膜水肿。

角膜边缘透明样变性发生角膜水肿的机制，是因为内皮屏障功能丧失而导致后弹力膜破裂或脱离的结果，这可能是由于角膜扩张变形所致。

（三）治疗

因本病可引起高度不规则性散光，可戴用角膜接触镜矫正视力。部分病例需行板层或大口径的穿透性角膜移植术。

第七节　角膜肿瘤

一、角膜皮样瘤

（一）定义

角膜皮样瘤是胚胎性上皮组织移植所致，由皮样结缔组织构成，外面有上皮组织覆盖，含有毛囊和皮脂腺。

（二）临床表现

肿物多位于颞下方球结膜及角膜缘处，为圆形淡黄色实性，表面有纤细的毛发。肿物的角膜区前缘，可见弧形的脂质沉着带。

（三）诊断

（1）多发生在外下方角膜缘外，圆形，呈淡黄或淡红色隆起，表面有细毛，似皮肤。

（2）单眼或双眼发病，可伴发附耳、耳前瘘管，睑缺损等其他先天异常。

（四）治疗

手术切除。必要时可行板层角膜移植或穿透性角膜移植。

二、原位癌

（一）定义

原位癌亦称 Bowen 病，是一种角膜结膜上皮内上皮癌。

（二）临床表现

病变好发于角膜结膜交界处，呈灰白色半透明隆起，有血管时呈红色胶样扁平隆起，界限清楚，可局限生长。

（三）诊断

（1）老年人睑裂区角膜结膜交界处白色半透明隆起。如有较多的血管时，呈微红色。

（2）在裂隙灯下肿瘤与正常组织界限分明。

（四）治疗

手术彻底切除。

第四章

巩膜疾病

第一节　巩膜的先天异常

一、蓝色巩膜

蓝色巩膜是巩膜发育停顿在胚胎状态所致，其巩膜纤维减少，纤维间黏多糖基质增多，致巩膜透明度增加，比较罕见。通常可见葡萄膜色素，使除邻接角巩膜部 1～2 mm 区外的全部巩膜外观呈均匀亮蓝色或蓝灰色，新生儿特别是早产儿，易见到半透明的巩膜下隐约显露葡萄膜色调，呈均匀的蓝色。但只有在生后 3 年巩膜仍持续为蓝色时，才被视为病理状态。多为双眼发病，但也有单眼发病者。

此病虽可单独出现，但多与其他全身发育异常、全身的支持组织发育异常相伴发，如骨脆症、关节脱臼和耳聋等。本病患者大多数有蓝色巩膜，其次可出现骨脆症及耳聋。骨脆症可分为 3 型。①成骨不全：在出生前及出生后即有自然骨折倾向或多处骨折。②骨脆症：常见婴儿早期出现骨折。③缓慢型：骨脆症发生于 2～3 岁，青春期后可发生耳硬化症。上述多种类型可出现于同一家庭的同一代人。耳聋的症状多发生于 20 岁以后，为耳硬化所致，也有因迷路病变导致耳聋者，有耳硬化者其巩膜蓝色常较重。

蓝色巩膜-脆骨综合征常并发颅骨变形、关节脱位、牙齿畸形、胸廓异常、指(趾)愈合、韧带松弛、下肢不完全麻痹等。眼部可并发角膜老年环、绕核性或皮质性白内障、大角膜、小角膜、圆锥角膜、小眼球、眼球震颤、青光眼、眼睑下垂、眼睑畸形、青年性脉络膜硬化、部分性色盲等。

认为本病可能与甲状旁腺功能亢进有关，目前无特殊治疗。

二、巩膜黑变病

巩膜黑变病是在巩膜前部约距角膜缘 3.5 mm 处，有紫灰色或蓝灰色境界鲜明的着色斑块，斑块不隆起，形状呈不规则花斑状，特别多见于睫状血管穿过处。病侧眼虹膜呈深褐色，眼底可见色素增多。多数为单眼发病，仅 10%为双眼发病。同时伴有同侧颜面，特别是眼睑皮肤范围较广的色素斑，视功能一般不受影响。

(一)病因

有些病例有遗传倾向，遗传方式多为常染色体显性遗传，但也有隐性者。

(二)病理

巩膜棕黑层一般正常，中层色素减少，色素主要集聚于表层和上巩膜层胶原纤维之间。可见典型的载色细胞，其长突在巩膜纤维束之间缠绕。

(三)治疗

本病一般无特殊治疗，但应注意观察眼压及眼底改变，如发现异常，应对症处理。

三、先天性巩膜扩张

先天性视盘周围巩膜扩张使眼球后极部向深部凹陷。凹陷区的边缘清楚，并有一萎缩的脉络膜晕环，有时在环内暴露出白色巩膜。这种先天异常并非眼组织缺损，主要由于中胚叶形成眼球后极致密巩膜的发育延误。这种异常有时还见于某些小眼球。也有的影响到黄斑区或偏颞侧而不累及视盘。

第二节　巩　膜　炎

巩膜因血管和细胞少，又没有淋巴管，绝大部分由胶原组成，其表面为球结膜及筋膜所覆盖，不与外界环境直接接触，因此巩膜自身的疾病很少见。绝大部分巩膜炎是由相邻的组织或全身疾病而引起。据统计，其发病率仅占眼病总数的 0.5%左右。巩膜炎具有以下临床特征：①病程较长，易复发。②与眼部邻近组织或全身自身免疫性疾病相关。③对特异性及综合性治疗个体反应的差异较大。

巩膜炎的发病率女性多于男性，女性占70%以上，双侧巩膜炎占50%左右，而后巩膜炎占10%左右。发病年龄常见于中年人，35岁以上者多见。

一、巩膜炎的病因

巩膜炎的病因多不明，尤其与全身疾病有关的巩膜炎，原因更难确定，甚至连炎症的原发部位是在巩膜、上巩膜、球筋膜或是在眶内其他部位也不清楚。

(一)外源性感染

临床不多见，可为细菌、真菌和病毒等通过结膜、眼内感染灶、外伤口、手术创面等引起感染。

(二)内源性感染

临床上很少见，如全身的脓性转移灶或非化脓性肉芽肿(结核、麻风、梅毒等)。

(三)自身免疫性疾病

特别是血管炎性免疫性疾病，是最常见引发严重巩膜炎的病因。

此类型巩膜炎的发生、发展与病变程度与自身免疫性疾病的性质、持续状态和严重程度有关。如常见的原发性中、小血管炎性病变，并伴结缔组织炎的疾病，如类风湿关节炎、系统性红斑狼疮、复发性多软骨炎。

另一类为血管炎症伴肉芽肿性疾病，如结节性多动脉炎、贝赫切特综合征、韦格纳肉芽肿病等。另外，还有与皮肤或代谢有关的疾病，如酒糟鼻、痛风等。所以临床上医师要诊断巩膜炎时，需要对患者眼及全身做全面的检查，找出可能的全身病因，以便眼病和全身病同时治疗，以达到良好的疗效。

二、巩膜炎的组织病理

巩膜炎的组织病理学研究不多，目前的结果多见于摘除眼球和术中切下病变组织的观察结果。巩膜炎时出现的浸润、肥厚及结节是一种慢性肉芽肿性改变，具有炎性纤维蛋白坏死及胶原纤维破坏的特征。常在血管进出部位见局限性炎症。

肉芽肿性炎症表现为被侵犯的巩膜为慢性炎症，有大量的多核白细胞、巨噬细胞和淋巴细胞浸润，这些细胞与炎症组织形成结节状及弥漫性肥厚的病灶。肉芽肿被多核的上皮样巨细胞和血管包绕，有的血管有血栓形成。类风湿性结节性巩膜炎除表现为有巩膜肉芽肿样改变外，血管周围炎表现突出；而非风湿性结节性巩膜炎则表现为巩膜明显增厚、结缔组织反应性增生，但很少坏死，血管周围炎表现不明显，而以淋巴细胞浸润为主。

浅层巩膜炎表现为浅层巩膜血管充血、淋巴管扩张，炎症控制后多不留痕迹。前巩膜炎常会波及角膜，而近角膜缘的角膜基质炎也常累及前段巩膜。

坏死性巩膜炎时，病灶中央区出现纤维蛋白坏死，严重时见炎症细胞浸润中心有片状无血管区，造成组织变性坏死，继而可出现脂肪变性或玻璃样变性、钙化等。坏死组织逐渐吸收，此局部巩膜变薄而扩张。眼内眼球组织膨出，形成巩膜葡萄肿样改变。有的则纤维增生，形成肥厚性巩膜炎。

三、巩膜炎的临床类型及临床表现

巩膜炎的临床类型，按侵犯巩膜的部位分为前部、后部及全巩膜炎 3 类。按病变性质又分为单纯性、弥漫性、结节性、坏死性 4 类，而临床上的诊断是把病变部位和病变性质这两种分型结合起来进行分类，如以弥漫性前部巩膜炎最为常见，约占 50%，其次为结节性前部巩膜炎，前部坏死性巩膜炎相对较少，后巩膜炎约占 10%。由于后部巩膜炎易被临床医师忽视，实际发病率可能高于 10%。

（一）巩膜外层炎

1.单纯性巩膜外层炎

常见于睑裂区靠近角膜缘至直肌附着之间的区域，表现为表层巩膜及其上方球结膜发生弥漫性充血，充血为暗红色，巩膜表浅血管曲张，无深层血管充血的紫色调，也无局限性结节。常有眼胀痛、刺痛感，不影响视力，本病可周期性发作，一般发作时间较短，有的女患者与月经周期有关。

2.结节性巩膜外层炎

较常见，是以局限性巩膜充血、结节为特征的一种巩膜外层炎，结节可为 1 个或数个，直径为 2～3 mm，结节位于巩膜表层组织内，可被推动，同时病灶处的球结膜充血、水肿。病程约 2 周，结节由红色变为粉红色，形态也由圆形或椭圆形隆起逐渐变小和变平，最后可完全吸收。一般不影响视力。结节在反复发作时可出现于不同部位，最后可形成环绕角膜、巩膜的环形色素环。

有些患者可引起周边部角膜基质炎或虹膜睫状体炎。

（二）巩膜炎

巩膜炎比表浅巩膜炎严重，较少见，是巩膜本身的炎症。常发病急，伴发角膜和葡萄膜的炎症。由于反复发作，常导致巩膜变薄及相邻组织的炎症而引起并发症，故预后不佳。

巩膜炎主要与全身血管性自身免疫性疾病、胶原性疾病和代谢性疾病关系密切。免疫反应的类型以Ⅲ、Ⅳ型抗原抗体复合物或迟发型超敏反应为主，如原发坏死性前巩膜炎患者对巩膜可溶性抗原是迟发型超敏反应，但多数患者难找出原因。

(三)前巩膜炎

病变位于赤道前，可分为弥漫性、结节性和坏死性前巩膜炎3种。

1.弥漫性前巩膜炎

本病是巩膜炎中最良性的一种，只有约20%合并有全身性疾病。临床上也可见病变处巩膜弥漫性充血，上方球结膜常轻度充血，但水肿较明显，在结膜充血、水肿看不清下方巩膜时，滴1∶100肾上腺素收缩球结膜血管后，便易发现下方巩膜血管的充盈情况和巩膜的病变范围。病变范围可局限于一个象限，严重者也可占据全眼前段。

2.结节性前巩膜炎

临床上起病缓慢，但逐渐发展。眼胀痛、头痛、眼球压痛为最常见症状。炎性结节呈深色或暗色，完全不能活动，但与上方浅层巩膜组织分界清楚。结节可单发，也可多发，有的可以形成环形结节。病程较长，有的可达数年。常合并有角膜基质炎或虹膜睫状体炎，而影响视力。

3.坏死性前巩膜炎

坏死性前巩膜炎是最具破坏性的1种，也常是全身严重血管性疾病或代谢病的先兆，病种迁延，常累及双眼。临床上早期表现为巩膜某象限局灶性炎症浸润，可见病变区充血、血管曲张，典型表现为局限性片状无血管区，在此无血管下方或附近巩膜表现为水肿。病变的区域开始很小，随着病程进展，可见大面积坏死或从原发病处向周围扩展，也可见几个不同象限同时有病灶存在，最后可侵及全巩膜。当炎症控制后巩膜仍继续变薄，可见到下方的葡萄膜色素。当眼压升高时，易出现巩膜葡萄肿。Foster(1992)观察的172例巩膜炎患者中，有34%为坏死性前巩膜炎，其中4例为成人类风湿关节炎患者。巩膜炎的加重与类风湿因子的活动有密切关系，从弥漫性或结节性前巩膜炎向坏死性前巩膜炎进展时，也通常意味着身体其他部位有类风湿性血管炎。坏死性前巩膜炎还可见于巩膜外伤后。系统性红斑狼疮患者中有1%出现前巩膜炎，其出现是系统性红斑狼疮全身活动期的体征。全身疾病恶化时，前巩膜炎同步加重并有复发性，有时可见到弥漫性或结节性前巩膜炎转化成坏死性前巩膜炎。

(四)后巩膜炎

后巩膜炎指发生于赤道后部及视神经周围巩膜的炎症。著名巩膜炎专家Watsor指出:“后巩膜炎是眼科中最易误诊而又具有可治性的疾病之一。”由于临床表现变化多样,常导致临床上误诊或漏诊。本病在未合并前巩膜炎,外眼又无明显体征时,最易造成漏诊。在检查一些被摘出的眼球后,发现患过原发性后巩膜炎或前巩膜炎向后扩散的眼球并不少见,表明后巩膜炎在临床上的隐蔽性。

1.症状

后巩膜炎最常见的症状有眼胀痛、视力下降、眼部充血等,疼痛程度与前部巩膜受累程度成正比。有些患者除主诉眼球痛以外,还放射到眉部、颧部等。也有一些患者没有症状或仅有这些症状中的1种。严重患者可伴有眼睑水肿、巩膜表面血管曲张、球结膜水肿、眼球突出或出现复视。有时症状和体征与眼眶蜂窝织炎难以区别。其鉴别为巩膜炎的球结膜水肿较蜂窝织炎明显,而眼球突出又较蜂窝织炎轻。

视力下降是最常见的症状,其原因是巩膜的炎症引起相应视网膜的炎症,有时可造成渗出性视网膜脱离、黄斑部的后巩膜炎性渗出,可致黄斑囊样水肿,还可直接导致视神经炎发生。由于后巩膜弥漫性增厚导致眼轴缩短,有些患者主诉近视度数减轻或远视明显增加,而引起视疲劳。

临床和病理方面的研究结果显示,后巩膜炎患者常有前部巩膜受累,表现为高隆部浅层巩膜血管扩张及弥漫性或结节性前巩膜炎。重症后巩膜炎的患者可同时伴有巩膜周围炎。这些炎症常扩散到眼外肌或眼眶,导致眼球突出、上睑下垂和眼睑水肿等表现。由于眼外肌炎症,也可见眼球转动痛或复视。

2.体征

除部分有前巩膜炎的表现外,大部分为眼底的改变,如视盘水肿、黄斑囊样水肿、浆液性视网膜脱离、视神经炎或球后视神经炎。概括起来有以下几个方面:①局限性眼底肿胀。常见于结节性后巩膜炎引起的脉络膜隆起,有些患者并无明显症状,只是在检查时才被发现,有些患者有眼眶周围痛。隆起处视网膜色泽一般与正常眼底网膜无差异,但常见周边的脉络膜皱褶或视网膜条纹。②脉络膜皱褶、视网膜条纹和视盘水肿。这是后巩膜炎的主要眼底表现。③环形脉络膜脱离。在邻近巩膜炎病灶处可见略显球形的脉络膜脱离,但环形睫状体脉络膜脱离更常见,易导致虹膜隔前移,致房角前移造成眼压升高。④渗出性黄斑脱离。常见于年轻女性患者。后巩膜炎可致后极部血-视网膜屏障破坏,而出现渗出性视网膜脱离,这种脱离只限于后极部。荧光眼底血管造影可见多处小的荧光渗漏区，超声检查可助于诊断。因此，对原因不明的闭角型青光眼、脉络膜皱褶、视盘水肿、局限性眼底肿块、渗出性视网膜炎等患者，应想到此病的可能。

四、巩膜炎的眼部合并症

巩膜炎的眼部合并症较多，常见于坏死或穿孔性巩膜炎，在炎症或继发眼内炎症时，合并有周边角膜炎（37%）、白内障（7%）、葡萄膜炎（30%）、青光眼（18%）、巩膜变薄（33%）等。

前巩膜炎扩散引起虹膜睫状体炎，后巩膜炎则常造成脉络膜炎。虽然有1/3的巩膜炎患者有巩膜变薄、巩膜玻璃体变性等，但只有严重坏死性巩膜炎和巩膜软化症时才可见到巩膜穿孔的发生。

(一)硬化性角膜炎

硬化性角膜炎常为女性发病，年龄较大，多累及双眼，反复发作，可波及全角膜及虹膜、睫状体，造成闭角型青光眼的发作。

临床表现为病变的边缘角膜白色纤维化样混浊，脂质沉着，相应的巩膜血管曲张，巩膜与发病角膜之间边界不清。角膜纤维化混浊区可见较强的反光和似有棉花颗粒的聚积。随着病情的进展，角膜混浊区逐渐扩大，并向角膜中央延伸，病变的角膜区常为新生血管形成。结节性巩膜炎表现为较局限的角膜炎症，这些角膜炎也常伴有角膜的带状疱疹感染。

其他表现为角膜中央的表面或浅中基质层混浊，与巩膜部位无关系，角膜混浊区开始呈灰白色或灰黄色，以后变为白色，典型的呈舌状或三角形，尖端朝向角膜中央。炎症控制后，在角膜基质板层内常残留线状混浊，外观如陶瓷状。这些混浊一般不消失，严重患者的角膜混浊可以逐渐发展为环状，仅角膜中央留有透明区，进而发展成全角膜混浊。

(二)虹膜睫状体炎

巩膜炎可造成葡萄膜炎，其炎症几乎都是由巩膜的炎症扩散或伸延而造成的。Foster 报道了 32 例类风湿性巩膜炎患者中，14 例有虹膜睫状体炎。并发虹膜睫状体炎的患者中，7 例为坏死性巩膜炎，5 例为弥漫性巩膜炎，2 例为结节性前巩膜炎。还有些患者可同时伴有脉络膜炎。

(三)青光眼性巩膜炎

前巩膜炎的各阶段均可导致眼压升高，青光眼性巩膜炎的发生率为 19%，而摘除眼球的组织学研究发现其发生率可增加到 40%以上，其原因为：①睫状体脉络膜渗出导致虹膜-晶状体隔前移而致房角关闭。②房水中炎症细胞浸润阻塞小梁网及房角。③表层巩膜血管周围炎症浸润后组织增厚，致巩膜静脉压上升。④Schlemm管周围淋巴管增生，影响房水流出速度。⑤全身及眼局部长期应用糖皮质激素，诱发皮质激素性青光眼。

(四)视网膜和视神经炎

后巩膜炎时常伴发后极部视网膜水肿、渗出性脱离、视盘水肿和黄斑部水肿，还可见眼底网膜上有絮状渗出。还有报道见双侧坏死性巩膜炎与双侧缺血性视神经病变和边缘性角膜溃疡同时发生。

(五)眼球运动障碍

约有10%的巩膜炎患者有眼球运动障碍，主要为后巩膜炎症波及眼外肌所致，主要症状和体征为疼痛、视力下降、复视，检查时常见眼睑水肿和球结膜水肿，为炎症累及眼肌致运动受限性眼位的表现。

五、巩膜炎的全身检查及实验室检查

由于巩膜炎常与自身免疫性疾病有关，在诊断时除全身与局部的特征外，进行全身和实验室检查是十分必要的。

(一)全身检查

胸、脊柱、骨骼关节X线检查。

(二)实验室检查

1.血常规

如类风湿关节炎有贫血、血小板计数增多、嗜酸性粒细胞计数增多等。血沉加快是巩膜炎的共同表现，还可表现为补体水平下降。肝功能、肾功能、血清肌酐和尿素氮检查也有助于鉴别诊断。

2.免疫学指标

(1)类风湿因子：是一种自身抗体，约80%的典型类风湿关节炎患者血清类风湿因子阳性，尤其是坏死性巩膜炎的患者，抗体浓度明显升高。

(2)循环免疫复合物：与类风湿性巩膜炎等有密切关系，有时类风湿因子阴性的患者，循环免疫复合物可为阳性。

(3)抗核抗体：约40%的类风湿关节炎患者的血清抗核抗体为阴性，在巩膜炎患者中，约有10%表现为此抗体阳性。

(4)其他：如补体、冷球蛋白等也可作为血清学的辅助检查。

(三)特殊检查

1.荧光眼底血管造影

(1)典型的弥漫型或结节型巩膜炎,荧光眼底血管造影显示血管床的荧光增强与通过时间减低,血管充盈形态异常,异常吻合支开放,血管短路,深部巩膜组织中早期荧光素渗漏。

(2)荧光眼底血管造影早期可见脉络膜背景光斑,继而出现多个针尖大小的强荧光区,晚期这些病灶的荧光素渗漏。但这些表现并不是后巩膜炎的特异性表现。

2.超声检查

主要用于后巩膜炎的诊断,一般认为厚度在 2 mm 以上考虑异常。另外可见球后组织水肿、视盘水肿、视神经鞘增宽和视网膜脱离等。对于后巩膜炎眼前节无任何炎症体征者,B 超检查尤为重要,是诊断的重要手段。

3.计算机体层显像(CT)

此项检查的特异性不如超声检查,但 CT 除可显示巩膜厚度外,还可显示视神经前段和相邻眼外肌的变化。

4.MRI

有报道此项检查在诊断后巩膜炎时不如 CT 可靠,目前正在研究中。

六、诊断和鉴别诊断

根据病史、眼部及全身表现、实验室和特殊检查,一般诊断并不困难,但应与以下的疾病进行鉴别。

(一)眼眶炎性假瘤

尤其眼眶急性炎性假瘤,有许多症状和体征与后巩膜炎相似,如均有急性发作、中度或重度疼痛、眼睑水肿、上睑下垂、结膜充血和水肿、眼球运动障碍等,B 超检查均显示巩膜增厚和结膜囊水肿。但 CT 显示眼眶炎性假瘤时眶内多可见到炎性肿块,还可从 B 超检查和 CT 检查结果判断是巩膜增厚还是眼球壁周围炎症引起的水肿。

(二)脉络膜黑色素瘤

除了较典型的眼底表现外,超声显示肿块呈低反射、无球后水肿等。有后巩膜炎误诊为脉络膜黑色素瘤摘除眼球的报道。

(三)脉络膜皱纹和黄斑水肿

如格雷夫斯眼病、眶肿瘤等也可出现这些体征。

七、巩膜炎的治疗

巩膜炎的治疗原则为首先应明确病因，对因治疗的同时进行眼部对症治疗。

（一）巩膜外层炎

巩膜外层炎是一种良性复发性眼病，有自限性，如不进行治疗，1～2周可自愈，如局部应用糖皮质激素或非甾体抗炎药，可迅速缓解症状，如巩膜炎合并虹膜睫状体炎时，按虹膜睫状体炎的治疗原则进行处理。

（二）巩膜炎

局部和全身应用糖皮质激素或非甾体抗炎药常可使炎症迅速减轻和控制。但对深层巩膜炎，结膜下注射糖皮质激素类药物后可造成巩膜穿孔，应视为禁忌。目前眼用制剂工艺已有很大改善，药物对眼球的穿透性较好，故完全可用滴眼液滴眼的方法来取代结膜下注射。

局部应用糖皮质激素滴眼液。首次应用时，需用较高浓度的糖皮质激素滴眼液频繁滴眼，15分钟至半小时1次，共4～6次。当结膜囊内药物达到一定浓度后，改为2小时1次，1～3天如症状明显控制后，改为每天4次。为巩固疗效和防止发生糖皮质激素青光眼，用低浓度的滴眼液以维持和巩固疗效。当局部用药效果不佳或巩膜炎较严重时，则应联合全身应用糖皮质激素，如泼尼松1～1.5 mg/kg，视病情变化，1～2周开始逐渐减量。在口服糖皮质激素时，应采用生理疗法，即在早上8点钟左右一次性口服，并且适当补钾及钙，以减少全身的不良反应。

严重病例，如坏死性巩膜炎，为单眼发病时，进展较缓慢，可每周2次加用环磷酰胺联合糖皮质激素治疗。而当坏死性巩膜炎为双眼发病、病情进展快时，在严格检测肾功能后，加大环磷酰胺的药量，每天2 mg/kg。用药期间一定要注意血常规的变化。

环孢素A作为一种强效免疫抑制剂，开始主要用于组织和器官移植术后的抗免疫排斥，并已用于治疗自身免疫性疾病，包括眼葡萄膜炎、视网膜血管炎等眼部疾病，近年来有很多应用环孢素A治疗巩膜炎成功的报道。其作用机制为选择性作用于CD4细胞、抑制抗原诱导下的T细胞激活过程，因此能中断T细胞的早期激活反应，而对已激活的细胞毒性T细胞影响较小，且无骨髓毒性。眼科应用有1%环孢素A滴眼液、2%环孢素A眼膏，严重患者可口服环孢素胶囊2～3 mg/(kg·d)，还有报道糖皮质激素联合环孢素A治疗重度巩膜炎比联合环磷酰胺疗效好，不良反应少。

手术治疗：只适用于坏死性巩膜炎患者，切除坏死组织行同种异体巩膜修补术，术后还需行全身和局部的药物治疗。

第三节 巩膜葡萄肿

各种原因致巩膜变薄，在眼压作用下变薄的巩膜连同深层葡萄膜组织向外扩张膨出，透过巩膜呈现葡萄膜的颜色，称为巩膜葡萄肿。根据发生部位分为前部、赤道部、后葡萄肿。根据发生的范围分为部分性、全巩膜葡萄肿。

一、临床特征

(1)前巩膜葡萄肿膨出位于睫状体区或者角膜缘与睫状体区之间。常见于继发性青光眼、巩膜炎、眼内肿瘤或外伤之后。

(2)赤道部巩膜葡萄肿发生在涡静脉穿出巩膜处，呈深紫色或暗黑色局限性隆起。常见于巩膜炎或者绝对期青光眼。

(3)后部巩膜葡萄肿位于眼底后极部及视盘周围。多见于高度近视眼患者，偶见于先天性疾病患者。后部巩膜葡萄肿可伴随脉络膜萎缩及脉络膜新生血管形成。

二、治疗

(1)应针对原发病治疗。

(2)控制眼压，以缓解葡萄肿的发展和扩大。

(3)若患眼视功能已经丧失，可考虑眼球摘除，并行义眼台植入术。

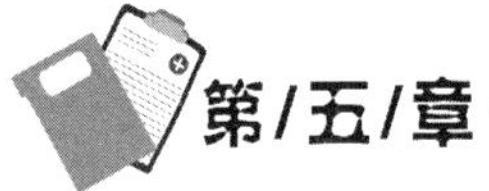

第五章

葡萄膜疾病

第一节　葡萄膜的先天异常

一、无虹膜

无虹膜是少见的眼部先天畸形，表明其发育停滞于原始状态，凡肉眼在前房周边能看到部分虹膜组织者，称为部分性无虹膜；如果用前房角镜检查才能看到少许虹膜残端者，称为无虹膜。无虹膜几乎都是双眼受累，不仅虹膜异常，还常伴有角膜、前房、晶状体、视网膜、视神经异常。发病原因不明，多表现为常染色体显性遗传。

(一)临床表现

临床上因瞳孔极度开大，常有畏光、眼裂变小，且由于各种眼部异常而引起视力减退、中心凹缺如、视细胞受光损伤、视力低下。瞳孔几乎占据全角膜范围，在角膜缘内可见到晶状体赤道部边缘，有时可见到悬韧带及其后房的睫状突。无虹膜可伴发其他眼部异常。

1.角膜混浊

较早出现角膜混浊，往往伴有细小放射状浅层血管，侵犯角膜周边部；有的病例为先天性小角膜。

2.青光眼

常规做房角镜检查是必要的，可见卷缩状宽窄不等的虹膜残根。疾病早期小梁网往往正常，但可逐渐引起房角关闭，虹膜残根向前伸到小梁的滤过区，掩盖小梁网的大部分而引起青光眼；或由于晶状体异位。

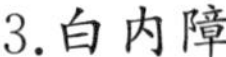

3.白内障

出生时有轻的前、后皮质混浊，逐渐发展，严重者需要手术治疗。

4.晶状体异位

56%的患者有晶状体异位。

5.斜视

比较多见，患者常有屈光不正，多为远视，应当检查屈光不正，提高视力。

6.眼球震颤

眼球震颤是继发于黄斑发育不良。

本病患者可伴有全身异常，如骨骼畸形、颜面发育不良、泌尿系统先天异常、发育迟缓及肾母细胞瘤。肾母细胞瘤是肾脏恶性肿瘤，为常染色体显性遗传。有人报道肾母细胞瘤患者中1%伴无虹膜。更易发生于散发性先天无虹膜者。

(二)治疗

无特殊疗法，应防止强光刺激，可带黑镜。应当注意并发症以便及时治疗，如青光眼等。

二、虹膜缺损

虹膜缺损有两种，一种是典型葡萄膜缺损，在胚裂区从脉络膜到虹膜缺损，为先天胚裂闭锁不全所致。在胚裂封闭以后发生的缺损称为单纯性虹膜缺损，病因不明，与视杯发育过程中切迹有关。由于中胚叶的机械性阻塞或外胚叶生长的原发性发育异常，以及晶状体纤维葡萄膜异常生长，使视杯在此处不能向前生长而形成虹膜缺损。虹膜整个节段缺损直至睫状体缘者，称为全部性缺损，否则为部分性缺损。部分性缺损可表现为瞳孔缘的切迹、虹膜孔洞和虹膜根部缺损。如果缺损累及虹膜组织的全厚层，称为完全性虹膜缺损；仅累及外胚叶或中胚叶部分者，称为不完全性虹膜缺损。

(一)先天性典型虹膜缺损

先天性典型虹膜缺损位于虹膜下方，为完全性虹膜缺损。瞳孔向下伸展到角膜缘，并且越向下伸展变得越窄，形成尖向下的梨形瞳孔；瞳孔上缘略向下移位，瞳孔缘的边缘色素缘和瞳孔括约肌一直由瞳孔缘沿缺损部延续到角膜缘。这是与手术造成的虹膜缺损的主要区别点。本病常伴有其他眼部先天畸形，如脉络膜缺损，而使视力减退。

(二)单纯性虹膜缺损

单纯性虹膜缺损为不合并其他葡萄膜缺损的虹膜缺损。

1.完全性虹膜缺损

(1)切迹样缺损,比较多见,常发生于虹膜下方典型性缺损的位置,为轻度完全性缺损。

(2)虹膜孔型,单一虹膜孔比较多见,在瞳孔开大时被动地关闭,瞳孔缩小时张开。

(3)虹膜周边缺损,瞳孔正常。缺损的虹膜孔较小,呈圆形、裂隙状或三角形。

2.不完全性虹膜缺损

(1)虹膜基质和色素上皮缺损,但有虹膜-瞳孔板层结构残余,称为桥形缺损。有丝网状薄膜组织架于虹膜缺损处,或在缺损处有粗大条索。

(2)虹膜基质缺失而色素上皮存在,称为虹膜小窝,为虹膜隐窝中的两层中胚叶组织完全缺如,小窝底部为黑色素上皮。

(3)虹膜色素层缺损,在虹膜实质发育不全处用检眼镜能看到眼底红光反射。

三、永存瞳孔膜

胚胎时晶状体被血管膜包围,到胚胎 7 个月时该膜完全被吸收消失。但有时在出生后晶状体前囊上残存一部分,称为永存瞳孔膜。

(一)临床表现

永存瞳孔膜颜色与虹膜色相同,主要有丝状和膜状两种。前者一端连在虹膜小环部,另一端连到瞳孔区晶状体前表面或角膜后壁。这一点与炎症后粘连不同;膜状者起于虹膜小环部,占据部分瞳孔。瞳孔膜残留一般不影响瞳孔运动,除致密的膜外,一般不引起视力障碍。

(二)治疗

影响视力的厚瞳孔膜需要手术或激光治疗。

四、脉络膜缺损

脉络膜缺损是指脉络膜有局部缺损,为比较常见的先天性眼底异常。典型的脉络膜缺损是由于眼泡胚裂闭锁不全、脉络膜发育不良,致使脉络膜和视网膜色素上皮完全缺损,可有遗传性。非典型脉络膜缺损的病因和性质尚无统一的意见,一般认为可能是外胚叶或中胚叶发育异常。

(一)临床表现

1.典型脉络膜缺损

多为双眼,也可有单眼发病,往往合并其他眼部异常,导致视力不佳。缺损位于视盘下方，与其下缘之间有一宽窄不等的正常区；有的病例其上方也可包括视盘在内，下方边缘直达眼底周边部。缺损的面积大小不一，大者可超过一个象限。视野检查可见与缺损一致的扇形缺损。缺损区无脉络膜，通过菲薄的视网膜可见巩膜，呈白色或灰白色，在缺损区有时可见色素或少许脉络膜血管。缺损的边缘齐整清楚，其周边部有色素。有时缺损区凹陷，视网膜血管进入凹陷区时向下弯曲，称为膨出性脉络膜缺损。脉络膜大缺损表面可有横条色素带分隔成数区，或者在视盘下方有孤立的一个或数个缺损，排列成行，大小不等，呈不规则圆形或横椭圆形，称为桥形脉络膜缺损。在脉络膜缺损处的视网膜常有萎缩变性，有时由于裂孔或组织牵引而引起视网膜脱离。由于没有正常眼底颜色作为背景，很难发现视网膜破孔和视网膜脱离，需要仔细检查眼底。有人认为脉络膜缺损处如有出血斑，裂孔往往在其附近。

脉络膜缺损常伴有其他先天异常，如小眼球、黄斑部发育异常，以及虹膜、视神经、晶状体缺损，因而视力不良，并可伴有斜视和眼球震颤。

2.非典型脉络膜缺损

较少见，多为单眼。缺损可位于眼底任何部位，发生于黄斑者称为黄斑部缺损，中心视力丧失，这是最多见的非典型脉络膜缺损，缺损部的表现与典型者相似，巩膜暴露为灰白色并有色素沉着。非典型脉络膜缺损需要与陈旧性脉络膜病灶相区别，后者形状不一，边缘不整齐，往往不是单一的，萎缩区有瘢痕组织和大量色素增生，不伴有其他先天异常。

(二)治疗

无特殊疗法。并发视网膜脱离者考虑手术治疗，应注意封闭脉络膜缺损的边缘部，脉络膜缺损范围较大，后边缘部不易封闭，故治疗效果较差。

现有激光治疗和玻璃体视网膜手术治疗等方法。

1.激光治疗

根据破孔和视网膜脱离不同考虑不同措施：①如果缺损区有破孔尚无视网膜脱离，或有脱离仅限于缺损区，可考虑激光封闭缺损边缘。②如果脱离已波及缺损区外，可先试行保守治疗促进视网膜下液体吸收，以利于激光照射；如果不能吸收，可先放水，视网膜复位后再行激光照射。③如果发病时间较长，脱离范围较广而高，卧床后不能恢复，玻璃体有浓缩现象，术中一般需要放水，巩膜折叠部置入填充物，手术不易达到的缺损区近视盘边缘，在视网膜复位后可补充激光治疗。

2.玻璃体视网膜手术

如果脉络膜缺损处的视网膜破孔不易发现或有严重的增殖性玻璃体视网膜病变,可考虑行玻璃体手术治疗。充分的视网膜前膜和玻璃体切除可恢复视网膜的弹性,封闭裂孔及缺损区边缘;玻璃体内注入气体或硅油顶压眼球效果更好。

第二节 葡萄膜退行性改变

一、虹膜角膜内皮综合征

Harm(1903)首先描述一种涉及虹膜萎缩和青光眼的疾病,称为原发性进行性虹膜萎缩。以后 Chandler(1956)报道一种虹膜萎缩伴有角膜营养不良,临床表现有角膜水肿和青光眼,称为 Chandler 综合征。Cogan(1969)又报道单眼青光眼患者虹膜上有很多结节样虹膜色素痣,认为与 Chandler 综合征很相似。Schield(1979)认为以上 3 种类型是同一性质疾病。因为有的病例开始是 Chandler 综合征,以后发生虹膜萎缩孔,并发现原发性进行性虹膜萎缩,也可有虹膜结节。Yanoff(1979)明确提出将三者总称为虹膜角膜内皮综合征。

(一)病因和发病机制

1.炎症或血管学说

现已证明本病虹膜血管有不同程度闭塞,但其改变的原因不明,可能是先天性,也可能是由某种因素所致。

2.Campbell 膜学说

Campbell(1978)根据临床观察和组织病理提出原发性虹膜萎缩是由角膜内皮细胞异常开始的,产生一层由单层内皮细胞和后弹力膜样组织的膜。这种膜伸展越过前房角到虹膜表面。由于膜的牵引,可引起虹膜周边前粘连和瞳孔向粘连处移位变形,以及引起虹膜萎缩、虹膜孔形成。另外可能继发于虹膜缺血而引起溶解性孔。由于膜影响角膜内皮功能而引起角膜水肿;由于虹膜前粘连及膜的阻塞房角而引起青光眼。

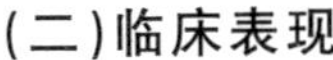

(二)临床表现

1.原发性进行性虹膜萎缩

多为单侧,好发于青年或成年女性。病变在不知不觉中进展,无自觉症状,直到数年后眼压高才被发现。开始瞳孔有偏中心改变,随着病情的进展,逐渐向周边部移位,萎缩加重,进而色素上皮松解消失,发生虹膜穿孔,形成假性多瞳症。裂孔变大或相融合而形成巨大裂孔,虹膜大部消失。严重者仅遗留实质层条索;轻者组织疏松,颜色变浅。大多数病例都有前粘连。初起时呈细小锥形,基底逐渐变大,向角膜边缘部进展。瞳孔常向虹膜前粘连处移位,有时虹膜被牵引向前,离开晶状体,这种牵引更促进虹膜孔的形成。

2.Chandler 综合征

角膜后壁有特殊的细小斑点状、滴状改变,常伴有角膜水肿,异常的内皮细胞覆盖在角膜后面、小梁网和虹膜表面。裂隙灯下呈弥漫的角膜内皮点彩样改变或呈细小金箔样斑点。角膜内皮镜下观察可见内皮畸形、多形态,并有无内皮细胞的暗区,有轻度虹膜萎缩,仅限于虹膜实质表层弥漫萎缩,不形成孔;也可有虹膜前粘连,程度不等,从针尖大到较宽的前粘连;中等眼压升高。本病对探讨单眼青光眼原因很重要。对每个单眼青光眼患者都应详细检查角膜后壁。

3.虹膜色素痣

Cogan(1969)首先报道单眼青光眼患者虹膜上有较多的结节样突起,角膜内皮营养不良和角膜水肿,有不同程度的虹膜萎缩,有时也有虹膜前粘连,但虹膜很少穿孔。有虹膜色素性小结节或弥漫性色素病变,初起时表现为少量细小淡黑色或黄色结节,以后结节逐渐变大为棕黑色或暗棕色有蒂的结节。眼压正常或稍高。

(三)诊断与鉴别诊断

1.诊断

根据临床表现。

2.鉴别诊断

(1)角膜内皮异常的鉴别疾病。①Fuchs 角膜内皮营养不良:多为双眼发病,角膜内皮异常,但无虹膜萎缩和虹膜前粘连。②角膜后多形性营养不良:角膜后壁可见成串的小泡,有时在后弹力膜可见赘生物,但本病为双侧性发病,有家族史。

(2)虹膜萎缩的鉴别疾病。①先天性虹膜实质发育不良:自幼房角发育不良，有青光眼和虹膜异常，瞳孔括约肌色浅，多不进展。常染色体显性遗传。②Rieger综合征：有广泛的周边前粘连、瞳孔移位和虹膜孔。全身表现为先天性缺齿、上颌发育不良。有家族史。

(3)虹膜结节和色素性改变的鉴别疾病。①神经纤维瘤：虹膜常有大小不同的结节和色素沉着，为双侧性发病。②虹膜恶性色素瘤：病变较大并多发。

(四)治疗

主要针对角膜水肿和继发性青光眼治疗。如药物不能控制眼压，需进行手术治疗，以滤过性手术为主；严重角膜水肿时，可考虑行穿透性角膜移植术。

二、回旋形脉络膜萎缩

(一)病因和发病机制

回旋形脉络膜萎缩为脉络膜、视网膜进行性萎缩性疾病，有遗传性，1/3 患者有双亲血族联姻，多为常染色体隐性遗传，常伴有脑、肌肉异常改变。Kakki (1974)认为本病与高鸟氨酸血症有关。这是由于鸟氨酸转氨酶的活性不足或缺乏所致。又有研究提出牛眼视网膜的鸟氨酸转化为脯氨酸主要是由于鸟氨酸转氨酶的作用。可能导致脉络膜视网膜内脯氨酸缺乏而引起眼底改变。眼部改变是全身代谢障碍的一部分。

(二)临床表现

多见于 20～30 岁，男女均可患病，病程缓慢，常在一个家族中累及数人。早期有夜盲、视力逐渐减退、视野收缩，当病变累及黄斑时，视力极度低下，甚至仅剩光感。视网膜电图低于正常，最后消失，眼电图异常。眼底表现颇为特殊：开始在赤道部有萎缩，常呈不规则圆形、多角形、扇贝形和各种奇形改变，在病变之间眼底正常。病变区的脉络膜毛细血管和色素上皮完全消失，可见脉络膜大血管和视网膜色素紊乱。随着病程进展，萎缩区由周边向后极扩展，常形成一环形带，因而出现环形暗点，极周边的眼底正常。随后萎缩区又进一步向视盘及周边部扩大，仅黄斑因有致密的脉络膜毛细血管丛得以长时间保持正常，但最后也发生萎缩，全眼底呈黄白色，散布有小色素斑，周边部更致密，有时呈天鹅绒样棕色色素增生，视网膜血管变细，视盘色变浅，常伴有白内障。

(三)治疗

1.增加剩余酶的活力

应用高水平的辅助因子。这种物质在酶的降解方面是一种辅助因子，也是对鸟氨酸转氨酶的辅助因子，是食物维生素 B_6 的活动型。因此，提出以维生素 B_6 治疗以增加残余酶的活力，可以减少血内鸟氨酸水平，每天维生素 B_6 300～700 mg，1 周内血浆鸟氨酸水平下降 45%～50%。

2.限制鸟氨酸的先驱物

主要限制精氨酸，因为精氨酸来自蛋白，因而应采取低蛋白饮食。但这种方法也不是没有危险的。

3.调整缺乏的物质。

血浆内鸟氨酸升高，血浆中赖氨酸、谷氨酸和肌酸相应减少，因此，需要补充肌酸、赖氨酸。鸟氨酸转氨酶活性下降，视网膜脉络膜内脯氨酸缺乏，更应补给脯氨酸，每天应服用 2～3 g。也可用赖氨酸每天 2.5～5 g，以降低血浆内的鸟氨酸。

三、原发性脉络膜硬化

（一）病因

原发性脉络膜硬化是一种在脉络膜发生的弥漫性或局限性变性改变并伴有视网膜变性和色素性改变，有家族史和不同的遗传形式，多见于老年人，但不常伴有全身性动脉硬化和脉络膜血管硬化，而是眼底如同大脉络膜血管的硬化表现，这是由于血管周围组织、毛细血管消失和视网膜色素上皮变薄的萎缩背景下，脉络膜大血管明显暴露出来。有 3 种类型。

（二）临床表现

1.弥漫性脉络膜硬化

弥漫性脉络膜硬化是少见类型，常侵及全眼底。往往为常染色体显性遗传，也有隐性或性连锁遗传者。近年来生化研究结果表明，本病为光感受器的某些遗传生物学改变，主要异常改变为环磷酸腺苷浓度升高，光感受器间维生素 A 结合黏蛋白减少。本病发病较晚，一般中年起病，但也有发生于青年者，到 40 岁时形成广泛脉络膜视网膜萎缩。有进行性视力减退、夜盲及视野收缩，可发生环形暗点，常呈管状。病种进展缓慢，最后视力可仅为手动。眼底早期有水肿和色素及小的奶油状色素斑，随着年龄的增长，病变由视盘或黄斑附近开始，以后逐渐扩展，到 60 岁全眼底被侵犯，呈弥漫性萎缩豹斑状，后极部更明显。由于视网膜色素上皮萎缩，脉络膜毛细血管消失，透露出硬化的脉络膜大血管，其中有些已闭锁呈白色索条状；有的在灰白色血管中尚有细窄的血管柱，在血管明显硬化的脉络膜萎缩区往往露出白色巩膜。视盘呈蜡黄色，视网膜血管变细，眼底常伴有散在的色素斑。也可有色觉异常，视网膜电图低于正常，最后消失，眼电图明显异常，有不典型暗适应改变。

2.视盘旁和中心性脉络膜硬化

多为常染色体隐性遗传。病变开始于视盘周围，相当于视盘附近的血管环的小分支受累，使视盘周围的脉络膜发生萎缩，病变区边界不清，病变扩展的程度不同，有时很广泛，可累及黄斑部和后极部；有时很轻微，如同老年晕。暗适应受影响，但无完全性夜盲。

3.中心性晕轮性脉络膜萎缩

本病仅限于黄斑部，多为双侧性，有家族史，最早可在 15 岁发病，黄斑部有渗出和水肿，到20～30岁眼底改变明显，50 岁以后黄斑部出现圆形、椭圆形，境界清楚，有 2～4 PD 的局限性萎缩区，其中视网膜色素上皮和脉络膜毛细血管消失，仅有的脉络膜大血管也变细，偶有闭锁呈亮的白条状。荧光眼底血管造影显示脉络膜大血管边缘部由于色素脱失表现为强荧光。视网膜血管正常。有绝对性中心暗点，周边视野正常，无夜盲。

(三)诊断与鉴别诊断

根据双眼对称性改变、有家族史及眼底特殊性改变，多能作出诊断。病变广泛者，如弥漫性萎缩应与视网膜色素变性和其他视网膜变性疾病区别；中心部的萎缩应与老年黄斑变性和后极部炎症病变鉴别。本病无特殊疗法。

四、无脉络膜症

(一)病因和发病机制

无脉络膜症是遗传性进行性脉络膜视网膜变性，为一种中间性性连锁的遗传病。男性病变典型、严重且为进行性；女性病变轻且不进展，视力很少减退。疾病通过女性传递给后代，为一种进行性毯层脉络膜营养不良。

(二)临床表现

本病为双侧性。男性患者自觉症状明显，5～10 岁开始有夜盲，视力、视野逐渐有改变，晚期完全失明。男性眼底改变明显，多在儿童时期即出现周边部椒盐状视网膜色素上皮退行性改变，并有散在的色素斑点。病变进展，脉络膜血管及色素上皮萎缩，出现小区域的脉络膜大血管暴露。这种改变从周边部向后极部发展。随着年龄的增长，脉络膜血管逐渐消失，一般在 50 岁之后几乎全部色素上皮被破坏，脉络膜萎缩，血管消失以至巩膜暴露，最后眼底为均匀一致的白色反光，仅在中央区有限界不清的淡棕红色或眼底周边有岛状淡红色区能残留一段时间。视网膜动脉变细，神盘晚期萎缩；玻璃体可发生液化，有点状、纤维状混浊或灰白色胆固醇样结晶，以及细小棕色素点。

女性携带者的眼底表现与男性患者年轻时的早期改变相似，眼底周边有椒盐状萎缩，也可见色素斑，但病变多不进展。男性患者有色盲，视网膜电图、眼电图晚期都明显异常。女性视功能多为正常，偶尔有异常，但也比男性患者轻。

（三）诊断与鉴别诊断

根据家族发病史、典型眼底改变及电生理检查，可以作出诊断。应与视网膜色素变性相鉴别，特别是非典型病例与本病中期改变有相似之处，应当注意。另外应与严重的脉络膜硬化相区别。本病目前尚无特殊疗法。

第三节　感染性葡萄膜炎

感染性葡萄膜炎发病有各种原因，很多病原体可引起本病，现将常见者介绍如下。

一、眼内炎

眼内炎是严重眼病。仅前节感染称为化脓性虹膜睫状体炎。炎症波及视网膜、脉络膜和玻璃体者称为眼内炎，如不及时治疗，可发展为全眼球炎，表现为眼剧痛难忍，眼睑、结膜高度充血、水肿，眼球突出，运动受限，视力完全丧失。因此，积极治疗眼内炎是抢救眼失明的关键。

（一）病因和发病机制

1.外因性眼内炎

外因性眼内炎是病原体由外界直接进入眼内，如眼球穿通伤、内眼手术及角膜溃疡穿孔等。手术后感染多由于使用污染的敷料、药液和手术的植入物，如人工晶状体、视网膜脱离手术时的环扎物等。伤口愈合不良、眼组织嵌顿更有危险性。手术晚期感染多由于抗青光眼手术渗漏泡感染引起。外因性眼内炎以细菌感染为多见，如革兰阳性菌，依次为白色葡萄球菌、金黄色葡萄球菌、链球菌；革兰阴性杆菌，如铜绿假单胞菌较为常见。外因性真菌性眼内炎比细菌性眼内炎少见，多由念珠菌感染。

2.内因性眼内炎

病原体通过血流进入眼内。病菌来自眼外感染病灶或败血症，从视网膜血管经内界膜进入玻璃体；致病因子也可来自睫状体平坦部血管，先引起晶状体后间隙和前玻璃体混浊。内因性感染与某些特殊因素有关，如血液透析、静脉补充营养或曾用过免疫抑制剂等，年老体弱及重病患者更易患病。真菌性内因性眼内炎比细菌性内因性眼内炎多见。病原体以白色念珠菌为多见，其次是曲霉。细菌性内因性眼内炎较为少见，可能是由于细菌性感染容易及时控制，不致累及眼球，常见的细菌是金黄色葡萄球菌、链球菌、肺炎链球菌等。

(二)临床表现

1.细菌性外因性眼内炎

发病急，多在伤后24～48小时患眼突然疼痛，视力减退，刺激症状加强，结膜充血，分泌物增多，角膜水肿混浊，前房絮状渗出，迅速前房积脓，光感不明确，不及时治疗可发展为全眼球炎。

2.真菌性外因性眼内炎

潜伏期比细菌性外因性眼内炎长，一般为数周，病程进展缓慢，早期症状轻，前玻璃体有局限性绒毛状渗出，严重者前房积脓；玻璃体混浊加重，有灰白色絮状渗出，一般视网膜受累较晚，视力可保持较长时间。

3.真菌性内因性眼内炎

发病隐匿，进展缓慢。白色念珠菌败血症所致的眼内炎往往在全身症状出现后5～12周发生眼病。视力逐渐减退，无明显疼痛，早期表现为轻度虹膜睫状体炎，多为双眼，很少有前房积脓，玻璃体常有灰白色混浊，眼底有白色局限性或散在絮状渗出物。最后发生前房积脓，严重者角膜浸润穿孔，眼球被破坏。

4.细菌性内因性眼内炎

一般细菌性眼内炎没有全身症状，一旦出现症状，说明是一种毒力较强的内源性细菌感染。疾病往往开始于眼底后极部，影响视力，表现为视网膜炎症，视网膜静脉周围有白色渗出，视网膜静脉伴白鞘，也可见视网膜浅层出血、视盘水肿及玻璃体混浊，也可发生虹膜睫状体炎。

(三)诊断与鉴别诊断

1.诊断

(1)根据病史：如眼球穿通伤、内眼手术和全身病史，以及是否存在感染病灶。

(2)临床表现:外因性症状重,多为细菌性感染。有以下情况应怀疑真菌性感染:①手术或外伤后有迟发的眼内炎症。②外眼炎症相对安静,而眼内炎症明显。③前房或玻璃体有局限性炎症渗出团。

(3)微生物检查:除早期进行结膜囊分泌物涂片及细菌培养外,要及时采取前房液或玻璃体液检查,后者较前者阳性率高。

2.鉴别诊断

(1)外伤或手术后无菌性炎症:多发生于外伤或手术后 5～10 天,症状轻,很少有角膜水肿,很快好转。

(2)晶状体过敏性眼内炎:可发生前房积脓,多见于过熟性白内障或白内障囊外摘除术后。

(3)眼内异物引起的眼内炎:如木质和铜质眼内异物,特别是钝铜可引起无菌性化脓性炎症。

(四)治疗

最理想的治疗是针对已明确的病原体,但早期只能根据临床表现和涂片检查的初步结果立刻进行广谱抗生素治疗。

1.全身和局部应用广谱抗生素

眼内炎主要是抗病菌治疗。病原体未确定以前,应立刻采用强有力的眼内通透性强的广谱抗生素。以静脉注射效果好,细菌性眼内炎多用第三代头孢菌素、新青霉素和庆大霉素,对球菌和杆菌都有效。对真菌性眼内炎特别有效的药物不多,过去认为两性霉素与氟胞嘧啶联合使用较为有效,但前者全身应用毒性大,眼内通透性不佳,必须慎用。目前认为氟康唑是真菌性眼内炎的首选药物,眼内通透性强,不良反应低。先静脉滴注,以后改为口服。

2.糖皮质激素

非真菌性感染在充分、强有力的抗生素治疗 12～24 小时后可行球后注射,给予地塞米松 2.5～5 mg;全身用泼尼松 30～60 mg/d,共用 7～10 天,以后在短期(10 天左右)内迅速减量至停药;全身糖皮质激素停用后局部继续使用,球后注射每天或隔天 1 次,根据病情停用。

3.玻璃体内药物注射

在采用眼内液检查的同时,向前房内或玻璃体内注射抗生素。一般全量不超过 0.3 mL,并可同时注入地塞米松 0.35 mg。最后根据眼液培养和药敏试验结果进行更有效的治疗。

4.玻璃体切割术

经各种治疗后病情继续恶化者，则应考虑玻璃体切割术。清除玻璃体内大量微生物，并可抽取玻璃体液进行病原体检查和药敏试验，同时向玻璃体内注入药物。在以下情况下可考虑此种手术：①眼内炎合并前房积脓、结膜水肿，大量抗生素治疗6～12小时病情仍继续恶化者。②超声检查确定玻璃体内存在脓肿者。③炎症仅限于眼内，玻璃体混浊且视力下降严重者。④怀疑为真菌性眼内炎且经药物治疗无效者。

二、结核性葡萄膜炎

自从多种抗结核药物问世以来，结核性葡萄膜炎虽然有所减少，但结核在内因性葡萄膜炎中仍占重要位置。

(一)病因和发病机制

结核分枝杆菌不仅直接侵犯葡萄膜组织，并可由于机体对结核分枝杆菌的超敏反应而发生肉芽肿性炎症。其发病决定于宿主对细菌的抵抗力和免疫力与过敏之间的平衡，即疾病程度与细菌量、毒力、过敏程度成正比，而与机体的抵抗力成反比。

(二)临床表现

1.结核性虹膜睫状体炎

有各种类型表现。

(1)粟粒型结核：慢性粟粒型结核常发生于菌力弱、免疫力强的患者。发病缓慢，虹膜有1～3 mm结节，为圆形灰黄色；急性粟粒型结核是由菌血症引起，常伴有严重全身症状，刺激症状强，预后不佳。

(2)团球型结核：病变进展缓慢，最初在虹膜或睫状体有灰黄色结节，逐渐增大相融合而形成较大的肉芽肿性病变。有时有浆液性纤维素性渗出、出血和干酪样前房积脓。前房角受累时，可引起继发性青光眼。

(3)弥漫性过敏性虹膜睫状体炎：较为多见，急性者好发于青年人，发病快，有羊脂样角膜后沉着物和虹膜Koeppe结节，易形成虹膜后粘连，也可表现为非肉芽肿性虹膜睫状体炎；慢性炎症多发生于中年人，有较多大小不等的羊脂样角膜后沉着物，进展缓慢，预后不佳。

2.结核性脉络膜炎

(1)急性粟粒型结核：多发生于急性粟粒型结核患者，更多见于结核性脑膜炎患者，为双眼发病。眼底可见圆形、大小不等的黄白色斑，1/6～1/2 PD，边界不清，多位于后极部。颅压高者可发生视盘水肿。

(2)慢性粟粒型结核：患者多为青壮年。眼底表现为播散性脉络膜结核结节。新鲜病灶为圆形或椭圆形黄白色或黄色渗出斑，为 1/3～1/2 PD，同时也可见边界较清楚、有色素沉着的萎缩斑。

(3)团球状结核：为大的坏死性肉芽肿性病变，其附近有渗出和出血，并可发生视网膜脱离。最后形成大片脉络膜视网膜萎缩斑；严重者引起全眼球炎或穿破巩膜而成眼球萎缩。

(4)弥漫性过敏性葡萄膜炎：为非特异性炎症，青年患者多为急性成形性炎症；老年人多为慢性复发性炎症。眼底有黄白色病灶，视网膜血管伴白线，玻璃体混浊，常伴发虹膜睫状体炎。

(三)诊断与鉴别诊断

1.诊断

(1)详细询问结核病史和结核接触史。

(2)临床表现：前、后节有肉芽肿性病变。

(3)检查结核病灶：胸部 X 线透视、结核菌素试验、血沉等。

(4)诊断性治疗：对可疑患者进行抗结核治疗 2 周，病情改进者，结核性的可能性大。

2.鉴别诊断

(1)前节结核性炎症：应除外结节病、梅毒等其他肉芽肿性葡萄膜炎。

(2)脉络膜团球结核应与肿瘤鉴别，前者反应强，有出血和渗出。

(四)治疗

1.局部治疗

滴用链霉素(0.5%)或利福平(0.1%)。结膜下注射前者 50 mg，后者 1～5 mg。其他同一般葡萄膜炎。

2.全身治疗

抗结核药物主要有以下几种。

(1)异烟肼：每片 100 mg，每天 3 次，或每早 300 mg 顿服。并服维生素 B_6，每天 25 mg。异烟肼主要不良反应有末梢神经炎，严重者影响肝、肾功能。

(2)乙胺丁醇：每片 0.25 g，开始时 25 mg/kg，分 2～3 次服。8 周后减为每天 15 mg/kg。主要不良反应有视神经炎，严重者影响肝、肾功能。

(3)链霉素：每天 0.75～1.0 g，分 2 次肌内注射或每周给药 2 次或 3 次。主要不良反应是听神经损害。

(4)对氨基水杨酸钠:配合异烟肼、链霉素以增强疗效。每片0.5 g,每次 2～3 g,每天 3 次。有胃肠道和过敏不良反应。

眼治疗方案:为避免耐药性,一般需要 2 种或 3 种药物联合使用。如果确诊为感染性葡萄膜炎,如粟粒型或团球型结核,则应采用异烟肼＋链霉素＋对氨基水杨酸钠(或乙胺丁醇或利福平),病情好转后可联合用两种药物;过敏性者,用异烟肼和/或利福平治疗;对可疑性结核者,可单独使用异烟肼。对感染性者,应持续用药至少 1 年以防止细菌再反复。对炎症反应特别强者,在强抗结核治疗下,可考虑应用糖皮质激素以防止眼组织严重被破坏。一般每早 7～8 时用 40～60 mg。仅用于抢救将要丧失视力者。而且也要考虑全身情况。应慎用。

三、麻风性葡萄膜炎

麻风是嗜酸性麻风分枝杆菌感染的慢性病。可侵犯神经和皮肤,引起广泛的临床表现。主要有 3 型,即瘤型、结核型和中间型。瘤型者多侵犯眼部。据统计,20%～50%的患者有眼病,除眼睑、角膜病外,还可引起葡萄膜炎。

(一)病因和发病机制

1.感染因素

感染因素是由于麻风分枝杆菌血行扩散,直接侵袭眼组织或支配眼及其附属器的神经。

2.免疫因素

由于机体对麻风分枝杆菌的超敏反应,引起各类型改变。细胞免疫功能低下者容易引起瘤型麻风,眼病多见于此型。

(二)临床表现

1.瘤型虹膜睫状体炎

瘤型虹膜睫状体炎为最多见的类型,多发生于疾病的晚期,双眼缓慢发病。有白色细小角膜后沉着物,也可见羊脂状角膜后沉着物。典型表现是虹膜有珍珠样白色麻风珠,这种散在发亮的细小白色小结节,多为感染病灶,开始仅为少量,最后散布在全虹膜表面;也可融合形成较大的麻风瘤,其中含有白细胞和活的麻风分枝杆菌。数月后结节消失或遗留小萎缩斑;麻风瘤也可发生在虹膜组织深层,表现为细密的奶油黄色病变,逐渐变大可突出于虹膜表面,也可进入前房。愈后遗留局限性虹膜萎缩斑。严重者炎症蔓延到全葡萄膜,最后眼球萎缩。

2.急性弥漫性成形性虹膜睫状体炎

此型少见，与一般非特异性虹膜睫状体炎相似，可能是对病原体的迟发型免疫反应。

3.孤立的麻风瘤

较少见。可能是麻风瘤的扩展。往往由睫状体开始，出现在前房角，常伴有角膜实质炎，逐渐蔓延到虹膜、脉络膜和巩膜，最后眼球被破坏。

4.周边部麻风性脉络膜炎

单眼或双眼发病，表现为孤立的蜡样高反光性病变，很像瘢痕样改变，周围伴有色素；并伴有视网膜血管炎。

5.播散性脉络膜炎

更少见，为非特异性渗出性炎症，有较大病灶，见于麻风晚期。

(三)诊断与鉴别诊断

(1)根据全身临床表现和皮肤活体组织检查进行诊断。

(2)鉴别诊断:粟粒型结核和梅毒性病变。

(四)治疗

1.局部治疗

同结核性虹膜睫状体炎。

2.全身治疗

主要针对病因。全身药物有氨苯砜、苯丙砜及利福平等。最常用者为氨苯砜，第一周12.5 mg/d，每天2 次，渐增至 50 mg/d，每天 2 次。本药毒性较大，有蓄积作用，应连服 6 天停 1 天，连续 3 个月停 2 周为 1 个疗程。此外还可用利福平每天 600 mg 分服。眼病要根据情况用药。如果全身病已治愈，虹膜没有麻风结节，轻的虹膜睫状体炎也可只用一般的治疗方法。

四、梅毒性葡萄膜炎

梅毒性葡萄膜炎现在国内极为少见，但目前仍应给予重视。

(一)病因和发病机制

1.获得性梅毒

获得性梅毒是由梅毒螺旋体经性接触传染的。螺旋体自皮肤、黏膜侵入人体，局部繁殖发病，经血液向全身播散引起各器官疾病。眼部主要侵犯角膜、葡萄膜和视神经。

2.先天性梅毒

先天性梅毒是由孕妇感染梅毒，通过脐带或血流侵及胎儿或分娩时由产道感染。葡萄膜炎是由梅毒病原体直接感染或由免疫因素引起。

（二）临床表现

梅毒的全身表现后天和先天各期不同。获得性梅毒的一期为感染后 2～4 周出现下疳，多发生于其生殖器先有丘疹，后形成硬结；二期为感染后 7～10 周，全身淋巴结肿大，由于菌血症而引起皮肤、黏膜、眼、鼻等损害。先天性梅毒可引起早产，出生后 3 周才出现皮肤、黏膜改变，以及淋巴结和肝、脾大。晚期梅毒多在5～8 岁出现眼、牙、骨骼、皮肤、神经症状。

1.获得性梅毒性葡萄膜炎

(1)虹膜蔷薇疹：是眼梅毒的最早表现，发生于二期梅毒早期，是虹膜表面血管袢充血，出现快，持续数天消失。并有复发性蔷薇疹，常伴有渗出和虹膜后粘连。

(2)梅毒性虹膜睫状体炎：有各种类型。①梅毒二期虹膜睫状体炎：为急性，有皮疹。②梅毒三期虹膜睫状体炎：发生于下疳后 10 余年，易再发，预后不佳。③Jarish-Herxheimer 反应：发生于抗梅毒治疗注射后 24～48 小时，为急性炎症，是由于治疗中大量螺旋体死亡，产生内毒素所致。④复发性虹膜睫状体炎：是由于治疗不当，在停止治疗 4～6 个月后发生，常伴有黏膜、皮肤反应。严重者可引起失明。

(3)梅毒性脉络膜视网膜炎：有各种类型。弥漫性者发生于感染后早期，眼底广泛发灰，经治疗可消失或遗留斑点状浅层萎缩，播散性者最为多见。发生于晚二期梅毒，玻璃体混浊，灰黄色病灶数个或多个；陈旧病变有色素增生，有时形成骨小体样色素性病变，如同视网膜色素变性样改变。

(4)梅毒瘤：梅毒结节性浸润相融合形成肉芽肿性肿块。一种是丘疹，为多发病变，位于虹膜，呈黄色，数天或数周消失；另一种为梅毒树胶肿，为棕黄色，发生于三期梅毒，最后坏死，发生严重的虹膜睫状体炎。

2.先天性梅毒性葡萄膜炎

(1)急性虹膜睫状体炎：发生于胎内或出生后半年以内，为急性纤维素性炎症，常发生虹膜后粘连等各种严重并发症。

(2)脉络膜视网膜炎：较多见，常发生于出生前，全眼底色素紊乱，呈椒盐样改变，常伴有视神经萎缩。

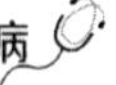

(三)诊断与鉴别诊断

1.诊断

根据临床表现、冶游史和父母双方病史;病灶、房水、玻璃体取材检查螺旋体;血清学检查有助诊断。

2.鉴别诊断

(1)其他原因虹膜睫状体炎:如风湿性炎症。

(2)其他肉芽肿性炎症:如结核、结节病等。

(3)眼底色素性改变:应与视网膜色素变性等区别。

(四)治疗

1.局部治疗

同一般葡萄膜炎。

2.全身抗梅毒治疗

一般用青霉素每天静脉滴注 1 200～2 400 万 U,至少 10 天,以后改用苄星青霉素 240 万 U,每周 1 次肌内注射,连续 3 周。先天性梅毒肌内注射苄星青霉素 5 万 U/kg,每天 1 次,或青霉素 G 每天2.5 万 U/kg,连续 10 天。

五、钩端螺旋体性葡萄膜炎

钩端螺旋体病是一种流行性急性传染病。我国南方较为多见,可引起葡萄膜炎。

(一)病因和发病机制

病原体为一种黄疸出血性钩端螺旋体。葡萄膜炎的发病可能是由于血行病原体的感染,也可能是对病原体的超敏反应或由于毒素作用引起。

(二)临床表现

1.全身表现

主要症状为发热、肌肉疼痛,严重者有出血倾向,黄疸,肝、肾衰竭;轻者仅表现为感冒症状,诊断困难。

2.眼部表现

眼部发病在全身急性症状出现的末期,更多见于全身症状消退后数周,多为双眼,前、后节发病,有不同类型。

(1)轻度虹膜睫状体炎:此型多见。发病急,有轻度睫状充血、细小角膜后沉着物和前房浮游物,虹膜轻度充血及轻度后粘连,治疗效果良好。

(2)重度全葡萄膜炎:有急、慢两种类型:急性者,有大量细小角膜后沉着物,前房大量纤维素性渗出,并可出现前房积脓、玻璃体混浊,视盘模糊不清,黄斑部水肿,周边视网膜血管旁有渗出。慢性者起病缓慢,有羊脂状角膜后沉着物、致密的虹膜后粘连和膜状玻璃体混浊,眼底看不清,发生脉络膜视网膜炎,黄斑部水肿,视网膜有渗出和出血,周边血管伴白线,常迁延不愈。

(3)后部葡萄膜炎:前节正常,后玻璃体混浊,视网膜水肿,有圆形不规则灰白色或灰黄色局限性渗出,视盘水肿。一般1～3个月恢复。

(三)诊断与鉴别诊断

1.诊断

注意全身病史。血清试验有补体结合试验和凝集试验,阳性率可持续数月至数年。并可从血、尿分离出病原体。

2.鉴别诊断

血清检查与莱姆病和梅毒进行鉴别。

(四)治疗

早期用大量青霉素治疗,病情严重者,在抗病原体治疗后可考虑加用皮质激素治疗,以免眼组织遭受严重破坏。

六、莱姆病性葡萄膜炎

本病是一种由蜱为媒介的螺旋体传染的多系统疾病。常侵犯皮肤、关节、神经、心脏及眼组织,也可引起葡萄膜炎。

(一)病因和发病机制

本病是由蜱传染,蜱寄生于各种动物,如鼠类、鸟类、家禽、猫、犬、牛、马、鹿等。螺旋体在蜱的中肠发育,人被蜱咬后可患病。1982年Burgdorferi证明一种疏螺旋体是本病的病原体,称为伯氏疏螺旋体。

(二)临床表现

1.全身表现

全身表现分为3期。

(1)一期(感染期):早期有感冒症状。被蜱咬的皮肤形成红斑,逐渐变大,形成中心色浅、边缘略隆起的环形红斑,可达3～15 cm,称为游走性红斑,可持续3～4周。

(2)二期(扩散期):发生于感染症状后数天至数周,甚至数月,表示病原体扩散到全身。早期的游走性红斑消失又出现较小的慢性游走性红斑。可发生脑膜炎、末梢神经炎、脑神经麻痹,最多见者是面神经麻痹,也可出现心律不齐、心悸、心动过速或心动过缓,以及心包炎、心肌炎等。

(3)三期(晚期):发生于感染后数月至数年。主要改变是关节炎,是以膝关节为主的大关节炎,也可发现慢性或复发性单关节炎或小关节炎。其次皮肤表现为慢性萎缩性肢皮炎。在四肢出现弥漫性红色浸润,最后吸收,遗留皮肤和皮下组织萎缩,皮肤变薄如纸,呈紫色萎缩斑。三期仍有神经、精神疾病,如多发性硬化样改变、脑脊髓炎、癫痫,以及记忆力减退、痴呆等症状。

2.眼部表现

各期表现不同。

(1)一期:滤泡性或出血性结膜炎最多见。

(2)二期:主要是葡萄膜炎,有各种类型。

虹膜睫状体炎:为急性或肉芽肿性炎症。Winward(1980)报道 6 例眼莱姆病,其中 5 例为双眼肉芽肿性虹膜睫状体炎,有羊脂样角膜后沉着物和虹膜结节。

非典型中间葡萄膜炎:玻璃体有雪球样混浊,并有 1 例平坦部有雪堤样渗出,但有虹膜后粘连与典型中间葡萄膜炎的不同。

弥漫性脉络膜视网膜炎:有的病例伴有视网膜脱离,激素治疗无效,BB 抗体高,经用头孢菌素治疗,抗体下降,视网膜脱离消失;眼底可发生视网膜血管炎、视网膜出血。眼内炎严重者可发展为全眼球炎,也可发生视神经炎、视盘炎、视神经视网膜炎、视神经萎缩及缺血性视盘病变等。

(3)三期:主要发生双眼基质性角膜炎,为多发病灶位于实质层不同水平,各混浊区边缘不整齐;有细小角膜后沉着物,但前房炎症不明显。也可发生角膜实质层水肿和新生血管。角膜改变可能是机体对病原体的一种迟发型变态反应。也可发生巩膜炎。

(三)诊断与鉴别诊断

1.诊断

根据流行病史和临床表现,如蜱咬、皮肤红斑等;做 BB 抗体的检测;全面检查除外其他原因的葡萄膜炎;试验性抗生素治疗等。

2.鉴别诊断

(1)非肉芽肿性虹膜睫状体炎:特别是伴有关节炎者,应根据化验检查区别。

(2)肉芽肿性葡萄膜炎:如结核、结节病及中间葡萄膜炎应当给予鉴别。

(3)表现为弥漫性脉络膜视网膜炎者应当与伏格特-小柳综合征区别。前者对皮质激素治疗无效,后者有效。伏格特-小柳综合征早期眼底出现散在的小的视网膜脱离斑。

(四)治疗

有全身病或葡萄膜炎者,应用大量青霉素静脉滴注 1 000 万 U,每天 2 次。最好用第三代头孢菌素,如头孢曲松或头孢噻肟等,每次 1.0 g,每天 2 次静脉滴注,2 周为 1 个疗程。全身不要用激素,前节炎症可局部滴眼并加用抗生素。

七、疱疹病毒性葡萄膜炎

多种病毒可引起葡萄膜炎,以疱疹病毒性葡萄膜炎为多见,主要有两类。

(一)单纯疱疹病毒性葡萄膜炎

1.病因和发病机制

本病多由 1 型单纯疱疹病毒引起,多表现为虹膜睫状体炎,是病毒对虹膜和睫状体的直接感染,可从患者房水内分离出病毒,但有些病例未发现病毒,可能是机体对病毒的超敏反应。

2.临床表现

有各种类型,角膜与虹膜同时受累者多见。

(1)疱疹性角膜-虹膜睫状体炎:轻重不同。轻者为一过性炎症反应,多发生于树枝状角膜炎,前房有少许浮游物,易被忽视。炎症随角膜病的好转而消失。重者多发生于慢性疱疹性角膜溃疡或盘状角膜炎。角膜后沉着物多位于盘状角膜病变的后壁。容易引起虹膜后粘连和继发性青光眼。炎症持续时间较长,愈后易复发。

(2)疱疹性虹膜睫状体炎:可能是由于葡萄膜本身的病毒感染。常表现为出血性虹膜睫状体炎,伴有轻微角膜病变或仅有后弹力膜炎,也有虹膜炎先于角膜炎者。发病急,眼剧痛,房水闪光阳性和前房积血;往往有羊脂样角膜后沉着物和虹膜结节,易形成虹膜后粘连。常发生虹膜实质萎缩,遗留白斑。

(3)疱疹性视网膜脉络膜炎:较少见,多发生于新生儿,是由 2 型疱疹病毒引起。患儿母亲患有疱疹性子宫颈炎,出生时经产道感染,开始有皮肤改变,很快经血行播散,引起脉络膜视网膜水肿和黄白色小病灶,多位于后极部,愈后病变消失或遗留少许萎缩瘢痕。

(二)带状疱疹病毒性葡萄膜炎

1.病因和发病机制

本病为水痘-带状疱疹病毒侵犯三叉神经眼支所致,是由病毒直接感染,并有免疫因素,由于免疫复合物沉着于虹膜血管壁,引起闭塞性血管炎,使组织缺血,形成局限性虹膜萎缩。本病多发生于免疫功能低下者,如年老体弱及获得性免疫缺陷综合征患者。

2.临床表现

眼带状疱疹常伴有角膜炎,表现为点状上皮性角膜炎或小水泡融合形成伪树枝状角膜炎。当伴发角膜炎时,常有一过性虹膜炎。

(1)弥漫性渗出性虹膜睫状体炎:发病隐匿,易发生虹膜后粘连。偶有前房积脓或有血液,可发生顽固性青光眼,愈后遗留虹膜萎缩斑。

(2)局限性炎症虹膜出现疱疹,往往伴有前房积血,多有色素性大角膜后沉着物,眼剧痛,数月始愈,遗留虹膜萎缩性白斑。

(3)脉络膜视网膜炎很少见,表现为多发性脉络膜炎,可伴有视网膜血管炎、血管周围炎,并可发生视神经炎、视神经萎缩及视网膜脱离。本病可见于白血病、化学治疗和获得性免疫缺陷综合征患者。

3.诊断与鉴别诊断

根据病史和临床表现进行诊断。

鉴别诊断:伴有糖尿病的虹膜睫状体炎也常伴有前房积血。其他原因的虹膜睫状体炎无角膜病变。

4.治疗

(1)一般按疱疹性角膜炎和葡萄膜炎治疗。

(2)如果合并深层角膜炎,可用低浓度的皮质激素滴眼液滴眼,同时用抗病毒药物治疗。

(3)病情严重者可口服阿昔洛韦 200～400 mg,每天 5 次,其主要不良反应是影响肾功能。

八、急性视网膜坏死综合征

本病是浦山 1971 年首先报道的。为严重葡萄膜炎伴有视网膜血管炎和视网膜坏死,最后视网膜脱离。

(一)病因和发病机制

本病与疱疹病毒感染有关,开始发现眼内有疱疹病毒脱氧核糖核酸(DNA)

或疱疹病毒颗粒，现已由眼组织培养出1型单纯疱疹病毒或水痘-带状疱疹病毒，继而由于发生免疫复合物性病变引起视网膜血管炎而使病情恶化，导致一系列临床改变。

(二)临床表现

1.急性期(早期)

(1)前节炎症：突然发病，视力减退，先出现前节炎症，中等睫状充血，多为细小角膜后沉着物，少数病例有羊脂样角膜后沉着物，前房有大量浮游物，瞳孔缘有时出现灰白色结节。

(2)后节炎症：玻璃体有较多尘埃样混浊。眼底首先出现视网膜血管炎，动脉变细伴白鞘，严重者仅见动脉主干，小分支闭塞消失，特别是周边部，或动脉壁散在黄白色浸润点，呈节段状；视网膜静脉扩张。继而眼底周边部出现散在的灰白色或白色混浊，很快融合成大片灰白色渗出。这种灰白色病变有时先出现在中周部。1～2周浓厚混浊从周边部呈伪足样向后极进展，严重者全周边部受侵犯，在视网膜炎的高峰期有时可出现暂时性渗出性视网膜脱离。本病可发生视盘炎或后极部有边界较清楚的视神经视网膜炎呈弓形与中心旁神经纤维束走行一致。由于视神经病变或动脉栓塞，视力可突然下降。

2.缓解期

发病20～30天自觉症状好转，前节炎症减轻，视网膜血管浸润逐渐消退，往往遗留变细的动脉；视网膜灰白色病变逐渐吸收，视盘色变浅。但玻璃体混浊加重。

3.晚期

发病1.5～3个月眼底周边部视网膜萎缩变薄，在其边缘部常发生多发裂孔，视网膜突然脱离，甚至全脱离，视力完全丧失。

(三)诊断与鉴别诊断

1.诊断

发病急，周边部大片灰白色渗出；动脉壁有黄白色浸润，动脉变细、闭塞，玻璃体高度混浊，晚期视网膜脱离。还应注意疱疹病毒感染史。也可查房水的单纯疱疹病毒抗体。

2.鉴别诊断

(1)贝赫切特综合征：可发生闭塞性视网膜血管炎，但不易发生视网膜脱离，并有特殊全身改变。

(2)局限性中间葡萄膜炎:周边部可发生灰白色大片雪堤状渗出,但无高度玻璃体混浊。

(四)治疗

1.药物治疗

(1)抗病毒治疗:主要用阿昔洛韦每天静脉注射 7.5～10 mg/kg,每天 3 次,或每天每8 小时 5～10 mg/kg 静脉滴注,持续给药 1～2 周,活动病变控制后改为口服,200～400 mg/d,每天 5 次,持续用药 4～6 周。球旁注射阿糖胞苷(0.2%),每次 0.3～0.5 mL,并可肌内注射聚肌胞,隔天 1 次。

(2)抗凝治疗:肠溶阿司匹林 40 mg 或 125 mg,每天 1～2 次。

(3)糖皮质激素:早用无益,最好在抗病毒治疗后、视网膜炎开始消退时,给予眼周围注射或每早口服泼尼松 30～40 mg,以减轻玻璃体炎症反应。

2.手术治疗

(1)激光治疗:为预防视网膜脱离,最好在坏死炎症开始吸收玻璃体混浊有所减轻时,从后极部到坏死区做 360°光凝。

(2)玻璃体切割术:严重玻璃体混浊、视网膜玻璃体有牵引者应考虑此手术。又有人提出,在视网膜光凝或玻璃体切除的同时,向眼内注入阿昔洛韦 10～40 μg/mL。

(3)视网膜脱离手术:对已发生视网膜脱离者,一般做巩膜环扎术或同时做玻璃体切割,有人强调用玻璃体切除和气体交换术+光凝,不做巩膜缩短术也较有效。

九、弓形虫性葡萄膜炎

(一)病因和发病机制

弓形虫病是由弓形原虫感染所致。弓形虫病是一种人畜共患的寄生虫病,猫科动物是重要的终宿主和传染源,传染径路是从动物到人,经口、呼吸道和皮肤或通过胎盘患病。我国人群血清检查阳性率为 4%～30%,多为隐性感染。眼及神经组织易受侵犯。为视网膜脉络膜炎多见的病因。国外发病率高,占肉芽肿性葡萄膜炎的 16%～27%。我国也有典型病例报道。成年人弓形虫病性葡萄膜炎多是先天感染、生后发病。发病年龄为 11～40 岁。再发有多种机制,如寄生在视网膜内的原虫包囊破裂增殖;对包囊内容物或组织破坏物的蛋白过敏,或带病原体的细胞进入附近眼组织等。

(二)临床表现

1.先天性弓形虫病

先天性弓形虫病是由胎内感染,如果发生在妊娠早期,胎儿容易死亡或流产;发生在妊娠晚期,可发生全身性疾病,如新生儿黄疸,肝、脾大,肺炎及贫血等。更常侵犯中枢神经系统出现各种神经症,如脑水肿、脑钙化等。80%～90%的病例伴有眼部病变,也可能只有眼底病变,或出生后眼底正常,数年后发生改变。

眼底表现为局限性肉芽肿性坏死性视网膜脉络膜炎。多位于黄斑区或视盘附近,或沿大血管分布,病灶大小不同,为1～5 PD,活动病灶呈青白色或灰黄色,伴有视网膜水肿和出血。再发病灶常在陈旧病灶附近,形成所谓卫星状病灶。玻璃体有点状灰白色混浊,病灶附近更致密。常有视网膜血管炎或节段性视网膜动脉周围炎和虹膜睫状体炎,反应严重者可发生羊脂样角膜后沉着物、虹膜后粘连。但只有虹膜炎没有后节病变者,不宜诊为弓形虫病性葡萄膜炎。

2.后天性弓形虫病

后天感染是由于摄取猫粪内的卵囊或含有寄生虫未煮熟的肉。在免疫功能良好时,往往不出现症状。严重者出现发热、淋巴结肿大、肌痛、头痛等。后天者很少侵犯神经和眼。但近年来,因广泛使用免疫抑制剂及获得性免疫缺陷综合征患者增加,此种眼病也在增加,也表现为局限性视网膜脉络膜炎。

(三)诊断与鉴别诊断

1.诊断

根据眼底病变的特点和血清学检查,如间接免疫荧光抗体试验、染色试验、血凝试验及皮肤试验等进行诊断。

2.鉴别诊断

(1)脉络膜结核瘤:黄白色大片病灶,但结核菌素试验为阳性,弓形虫血清检查为阴性。

(2)巨细胞病毒感染:易发生于免疫功能低下者,特别是获得性免疫缺陷综合征患者,眼底表现为黄白色局限性视网膜坏死,附近视网膜血管有白鞘,陈旧病变有色素增生。根据补体结合试验和患者的体液、尿液检查等与弓形虫病区别。

(四)治疗

主要是抗弓形虫治疗,如果中心视力明显受累,可用乙胺嘧啶,开始每天

75 mg,2 天后改为每天 25 mg,共用 4 周。每周查白细胞和血小板,如果两者下降,则服叶酸 5 mg,每天 3 次,或每周肌内注射叶酸 2 次,每次 1 mL。也可口服乙酰螺旋霉素 300 mg,每天4 次,6 周为 1 个疗程。炎症反应强烈时,在抗弓形虫治疗 2 周后可加用泼尼松 60 mg,每天晨 1 次,1 周后改为隔天晨 60 mg,根据病情减量。

第四节 非感染性葡萄膜炎

此类葡萄膜炎没有显示感染因素,但多有免疫异常表现,有些常伴有全身性疾病。

一、Fuchs 虹膜异色性虹膜睫状体炎

Fuchs 虹膜异色性虹膜睫状体炎临床上并不少见。占葡萄膜炎的 3%~11%。Fuchs(1906)首先提出本病的特点是虹膜异色、白色角膜后沉着物和并发性白内障。

(一)病因和发病机制

原因不明。近年来根据免疫学和组织病理学的研究,多认为本病是一种免疫性炎症反应,病理表现为单核细胞浸润,其中浆细胞较多,并发现患者血清和前房水内有免疫复合物,表明在虹膜血管壁上有免疫复合物沉着,可能因此引起虹膜实质小血管血栓、闭塞而发生新生血管,荧光虹膜血管造影也可证实。

(二)临床表现

本病多发生于青壮年,男多于女,多单眼发病。无自觉症状,病程缓慢,很多患者在出现白内障、视力减退时才发现有病,表现如下。

(1)睫状充血很轻或无。角膜后沉着物为灰白色中等大小、圆形、无色素,边界清楚,不融合,多遍布全角膜后壁,有时有角膜水肿。

(2)轻度前房内光影和浮游物,前房角是开放的,但组织结构不清,常有放射状和环形细小血管,这可能是发生青光眼的原因。当前房穿刺时,常引起穿刺部位的对侧有细条状出血流向前房,形成小的前房积血,数小时内吸收,称为 Amsler 征,是本病的特点。这是由于穿刺时前房压力突变使对侧脆弱的小血管

受压而破裂。

(3)患眼虹膜色浅,是由于虹膜实质萎缩,色素减少;虹膜后面色素斑状消失,呈蛀状或筛样改变,虹膜萎缩,表面可见细小血管。瞳孔缘色素层缺损或完全消失,不发生虹膜后粘连。瞳孔可变大或形状不规则,对光反应迟钝,这是由于瞳括约肌萎缩所致。

(4)本病90%的患者发生并发性白内障,是由后囊下开始混浊,发展迅速,很快成熟,手术摘除不困难,但有时发生并发症,如新生血管性青光眼、虹膜前粘连等。前玻璃体有少量尘埃状混浊。

(5)20%~50%的患者发生开角型青光眼,治疗困难。是由于小梁硬化、小梁内腔闭锁及房角纤维血管膜形成所致。青光眼常是间歇性或亚急性,以后变为慢性。青光眼有时发生于白内障手术后。这可能是由于排水管已不正常,再加上手术影响而加剧。药物治疗无效时,可考虑滤过手术治疗。

(三)诊断与鉴别诊断

1.诊断

主要根据临床表现进行诊断。

2.鉴别诊断

(1)慢性虹膜睫状体炎:有弥漫性虹膜萎缩,但角膜后沉着物有色素,易发生虹膜后粘连。

(2)单纯性虹膜异色症:为虹膜发育异常的遗传性改变,无炎症表现。

(3)继发性虹膜异色症:是由于其他眼病,如虹膜炎症引起的虹膜萎缩,血管新生;弥漫性虹膜肿瘤等所引起的一眼虹膜组织变色。

(4)神经性虹膜异色症:这是由于交感神经疾病所引起的虹膜色素脱失,动物试验证明颈上交感神经节切除可引起虹膜异色,但无炎症表现。

(四)治疗

无特殊疗法,糖皮质激素治疗不能改变疾病过程。重要的是及时发现青光眼并及时治疗;白内障成熟后行手术摘除,预后良好。也可以做人工晶体植入手术。

二、晶状体诱发性葡萄膜炎

本病多发生于白内障囊外摘除或晶状体损伤以后,并常见于过熟期白内障。此类疾病以往分为3类,即晶状体过敏性眼内炎、晶状体性葡萄膜炎和晶状体溶解性青光眼。实际晶状体性葡萄膜炎是晶状体过敏性眼内炎的轻型,三者总称为晶状体诱发性葡萄膜炎。

(一)病因和发病机制

晶状体有可溶性蛋白和非可溶性蛋白,前者占总蛋白的90%,可溶性蛋白主要有α、β、γ,α抗原性最强,是诱发本病的重要抗原。正常人对房水内少量晶状体蛋白有耐受性,当大量晶状体蛋白进入房水内,耐受性被破坏,T细胞对B细胞的抑制作用减少,而使B细胞产生的抗晶状体蛋白抗体增加。大量抗体与晶状体蛋白抗原结合,在补体参与下形成免疫复合物,往往沉着于葡萄膜血管而引起Arthus炎症反应。现已证明试验性晶状体诱发性眼内炎与人晶状体过敏性眼内炎相似,并证明试验性晶状体眼内炎可以血清被动转移;荧光免疫吸附法证明受损伤的晶状体内有免疫球蛋白A和补体C_3,并且用眼镜蛇毒因子减少补体C_3可防止发生试验性晶状体性葡萄膜炎,更进一步证明本病是免疫复合物型自身免疫性疾病。本病炎症轻重不同,有不同的组织病理改变,主要有3种类型。

1.晶状体过敏性眼内炎

当疾病晚期在晶状体附近形成肉芽肿,表现为4种炎症反应环围绕晶状体皮质:最靠近晶状体皮质有一肉芽肿性反应带,含有大单核细胞,有类上皮细胞、多核巨细胞和巨细胞;在此环的外边是一纤维血管带;再其次是浆细胞环;最外层是淋巴细胞围绕。其附近的虹膜和睫状体表现为非肉芽肿性炎症。

2.巨噬细胞反应

此型最为多见,可发生于所有晶状体损伤的病例。其特点是巨噬细胞集聚在晶状体囊皮破溃部位,常见有异物型的巨细胞。虹膜和睫状体前部有淋巴细胞、浆细胞和巨噬细胞轻度浸润。

3.肉芽肿性晶状体性葡萄膜炎

在葡萄膜组织内有肉芽肿性炎症。

晶状体溶解性青光眼是由晶状体皮质溶解所引起的继发性开角型青光眼,常伴发于晶状体过敏性眼内炎,多见于过熟性白内障。晶状体皮质漏入前房引起巨噬细胞反应,吞噬渗漏到前房的晶状体皮质或Morgagnian液体而变膨胀,这些细胞加上晶状体碎屑阻塞小梁网而引起眼压升高。

(二)临床表现

1.晶状体过敏性眼内炎

此型是免疫复合物Arthus引起的炎症反应,临床症状明显,眼痛、视力高度减退，甚至光感不确定。眼睑、结膜、角膜水肿，羊脂样角膜后沉着物，前房水混浊，可有前房积脓，广泛虹膜后粘连，往往发生青光眼，如不及时手术摘除晶状体，最终导致眼球萎缩。

2.晶状体性葡萄膜炎

发生于外伤或晶状体囊外摘除2小时至2周；可发生于各种类型白内障，此型最为多见，多表现为轻度非肉芽肿性虹膜睫状体炎。有3型：①自发性晶状体性虹膜睫状体炎，本病无明显发病原因，无外伤史，但发病前都有晶状体混浊，包括并发性白内障。炎症为慢性，轻度充血或不充血，细小角膜后沉着物，前房闪光弱阳性，白内障摘除后炎症消失。②白内障摘除术后晶状体性虹膜睫状体炎，一般在术后2～3天出现角膜后沉着物，数量不多，随着残留晶状体皮质的吸收，炎症逐渐消失。③外伤性晶状体虹膜睫状体炎，多为轻度炎症。

3.晶状体溶解性青光眼

常发生于过熟期白内障或行过针拨术的手术眼。多为急性发作，眼压突然升高。明显睫状充血，角膜水肿，房水闪光阳性，轻度炎症反应，房角开放，有时前房有雪花状小白点漂浮，角膜后壁、前房角、虹膜及晶状体表面有小白点或者有彩色反光小点。这是含有蛋白颗粒的吞噬细胞。瞳孔轻度或中等开大，虹膜无后粘连，对光反应迟钝。

(三)诊断与鉴别诊断

1.诊断

主要根据病史和临床表现进行诊断。在前房穿刺时，可见房水内嗜酸性粒细胞计数增多，占炎症细胞的30%以上。晶状体溶解性青光眼的房水内含有吞噬晶状体皮质的巨噬细胞。关于晶状体蛋白的皮试意义不大，正常人也可呈阳性。

2.鉴别诊断

(1)伤后晶状体性葡萄膜炎的鉴别诊断。①交感性眼炎：当外伤眼的对侧眼有白内障发生晶状体性葡萄膜炎时，需与交感性眼炎区别，后者为全葡萄膜炎，当非外伤眼发炎时，外伤眼也明显发炎，如果对侧眼是晶状体性葡萄膜炎，外伤眼无炎症表现。②术后或伤后感染：发病急，刺激症状突然加重，前房炎症反应明显。

(2)晶状体溶解性青光眼的鉴别诊断：①急性闭角型青光眼，虽有白内障，但有色素性角膜后沉着物，前房浅，房角关闭，瞳孔开大。②白内障肿胀期青光眼，前房浅，无炎症。

(四)治疗

为预防晶状体诱发性葡萄膜炎,成熟的白内障应及时摘除,以免后患;提高手术技术,尽力不遗留晶状体皮质。一旦确认为本病,尽早摘除白内障或残留皮质;如果晶状体已大部分摘除,可保守对症治疗。按一般葡萄膜炎治疗,并用皮质激素。溶解性青光眼在控制眼压后立刻做晶状体摘除,即使光感不确定,也应进行手术治疗。

三、交感性眼炎

交感性眼炎是眼球穿通伤后引起的双眼弥漫性非坏死性肉芽肿性葡萄膜炎。受伤眼称刺激眼,未受伤眼称交感眼。病情严重且未及时进行有效的治疗,会导致双眼失明。

(一)病因和发病机制

本病多发生于眼球穿通伤和内眼手术后,外伤多于内眼手术,手术中以白内障手术更为多见,特别是伤口愈合不良或伤口有组织嵌顿及眼内有异物者更易发生。另外,角膜溃疡穿孔、化学烧伤及眼内坏死性肿瘤都可发生交感性眼炎。外伤和交感性眼炎发生的时间间隔最短者为 9 天,最长者为 60 年。65%发生在受伤后 2 个月以内,90%发生在 1 年以内,最危险的时间是受伤后 4～8 周。早期摘除失明的外伤眼可防止健眼发病。

发病机制不明。现认为其发病与免疫因素有关。病毒在激惹免疫方面可能起佐剂作用。眼球穿通伤提供眼内抗原到达局部淋巴结(结膜)的机会,使眼内组织抗原能接触淋巴系统而引起自身免疫反应。试验证明交感性眼炎患者对眼组织抗原特别是 S 抗原的细胞免疫反应为阳性。近年来特别强调色素细胞抗原的重要性。并发现本病患者人类白细胞抗原(HLA)-A11 阳性率高;有 HLA-A11者比无 HLA-A11 者外伤后发生交感性眼炎的危险性更大。并发现 HLA-DR 阳性率也高于正常组。

组织病理表现为双眼全葡萄膜组织浸润。开始以色素细胞为中心、淋巴细胞为主的细胞浸润,首先发生在静脉壁,以后出现以类上皮细胞、巨细胞、浆细胞为中心,周围为淋巴细胞的结节形成非坏死性慢性肉芽肿性病变,并可在视网膜色素上皮和玻璃膜之间形成类上皮细胞和淋巴细胞团,呈局限性结节状小突起,称为 Dalen-Fuchs 结节。晚期色素细胞脱失形成晚霞样眼底。

(二)临床表现

1.刺激眼的临床表现

眼球穿通伤后未能迅速恢复正常,而持续有慢性炎症并有刺激症状,逐渐加重,出现羊脂状角膜后沉着物、房水混浊、虹膜发暗有结节,这时详细检查健眼,往往有炎症表现。

2.交感眼的临床表现

最初自觉症状轻,往往先出现调节近点延长,晶状体后间隙出现炎症反应。炎症明显时才有轻度睫状充血、细小角膜后沉着物和房水混浊。随着病情的进展,出现成形性虹膜睫状体炎。炎症症状加重,虹膜变厚、色暗、纹理不清,可见羊脂状角膜后沉着物和虹膜结节,虹膜后粘连,病情发展可发生各种严重并发症。有时病变先由后部开始,眼底周边部有黄白点,如同玻璃疣样改变,相当于Dalen-Fuchs结节的病变,并有色素紊乱或先出现视盘充血、水肿及视神经炎。有时视网膜下水肿,尤其黄斑部,严重者可引起视网膜脱离,炎症向前发展,可发生严重的虹膜睫状体炎。

少数病例发生全身症状,如白发、白眉、白癜风,以及脑膜刺激症状和听力障碍。

(三)诊断与鉴别诊断

1.诊断

(1)临床诊断:有眼球穿通伤或内眼手术史及双眼炎症反应。

(2)病理诊断:把完全失明眼球摘除不仅可预防交感性眼炎的发生,还可做病理组织学检查,进一步确诊。

2.鉴别诊断

(1)交感性刺激:为一眼有外伤,另一眼有刺激症状,如畏光、流泪、眼睑痉挛等。排除原发刺激,交感刺激即消失。

(2)晶状体性葡萄膜炎:双眼白内障,一眼手术后另一眼发生炎症反应,其鉴别是手术眼无炎症。

(3)与伏格特-小柳综合征临床症状相似,但无眼外伤史。

(四)治疗

1.外伤眼处理

眼外伤后应积极治疗,使其早日治愈。如视力已完全丧失,应早期摘除。如已发生交感性眼炎,对无视力的刺激眼也应摘除。如尚有恢复视力的可能,应积极抢救双眼。

2.交感性眼炎的治疗

按一般葡萄膜炎治疗和应用广谱抗生素。全身应用大量糖皮质激素，每早口服泼尼松 60～100 mg，根据病情逐渐减药改为隔天给药法。炎症消退后，应继续用维持量数月。糖皮质激素治疗无效或不能继续应用者，可用免疫抑制剂，如环磷酰胺或苯丁酸氮芥等。近年来有人报道应用环孢素 A 效果较好。

四、中间葡萄膜炎

中间葡萄膜炎主要侵犯睫状体的平坦部和眼底周边，常伴有视网膜血管炎，可引起各种并发症，严重影响视力，为比较常见的慢性葡萄膜炎。在我国占特殊类型葡萄膜炎的第三位。

(一)病因和发病机制

原因不明。可能与免疫因素有关。如本病患者对链球菌和常见的病毒有超敏反应；本病可伴发于多发性硬化患者，抗神经节苷脂抗体增加，并发现本病患者 60%以上循环免疫复合物增加，其程度与疾病活动一致。因此，认为睫状体与肾小球一样容易发生免疫复合物相关疾病。

炎症主要在睫状体和血管周围，表现为视网膜静脉炎、静脉周围炎和玻璃体底部有纤维胶质增生。视网膜静脉、毛细血管和小动脉功能不良也可解释本病常发生视网膜水肿和视盘水肿。

(二)临床表现

多为双眼，不分性别，好发于青壮年。早期症状轻，多主诉眼前有黑点，有时眼球酸痛，视力疲劳。视力减退是因为玻璃体混浊、黄斑水肿及并发性白内障。

1.眼部表现

(1)眼前部改变：一般球结膜不充血，无角膜后沉着物或有少量中、小角膜后沉着物，也可有羊脂状角膜后沉着物，仅有少许浮游物，闪光弱阳性，但晶状体后间隙闪光和浮游物明显。前房角有胶样灰色、灰黄色渗出，有时前节正常，也可见这种改变，因此，容易发生虹膜前粘连。虹膜一般没有改变，但常有并发性白内障。

(2)眼底改变：视网膜周边部有两种渗出：一种为弥漫型，较多见，早期锯齿缘附近有小渗出，以后可见于平坦部和眼底周边部，这种软性小渗出瘢痕化，以后形成有色素的小病灶。另一种为局限性病灶，为大片渗出，多在眼底下方形成雪堤状，常有新生血管，并伴有周边部视网膜血管炎和静脉周围炎，静脉迂曲扩张，或变细，或伴白线；严重者病变由周边部向后极部扩展，引起进行性血管闭锁，并常有黄斑部和视盘水肿，玻璃体明显混浊，活动期呈尘埃状；晚期形成索条状或膜状，在玻璃体前周边部明显，呈雪球状者多位于下方周边部的视网膜前。

2.临床类型

(1)根据炎症表现分为弥漫性和局限性，前者为最多见，预后良好。

(2)根据炎症程度分为3种。①轻型：无角膜后沉着物，轻度或无房水闪光和细胞，晶状体后间隙和前玻璃体有少许浮游物。②中度型：往往无角膜后沉着物，房水闪光阳性，有少许浮游细胞，晶状体后间隙和前玻璃体有明显浮游物，眼底后极部中等程度水肿，平坦部下方有渗出物。③严重型：有少量或中度灰白色角膜后沉着物，或少量羊脂状角膜后沉着物，轻度或中等程度房水闪光和浮游物，周边部血管改变，并可有局限性雪堤状渗出。

(3)根据临床最后过程有5种改变。①良性型：预后良好，数月后周边部渗出消失，仅遗留少许小萎缩斑或少许虹膜前粘连。②继发性脉络膜和/或视网膜脱离型：由于渗出引起周边部脉络膜脱离或伴有视网膜脱离，皮质激素治疗有效，炎症消退则视网膜复位。③睫状膜形成型：为恶性进行性病变。在锯齿缘有大量灰黄色渗出，数月后在渗出膜内有来自睫状体的新生血管，逐渐进展，侵入晶状体赤道部及其后部形成睫状膜，牵引视网膜脱离或引起晶状体虹膜隔前移，使房角关闭而引起继发性青光眼。④视网膜血管进行性闭锁型：视网膜血管炎由周边部开始向视盘进展，静脉周围鞘非常致密以致看不见血柱。晚期小动脉闭塞，出现视神经萎缩，视力逐渐丧失。⑤慢性迁延型：周边部病灶此起彼伏，长期不愈，玻璃体形成大量机化膜，最后引起严重并发症，高度影响视力，甚至失明。

(三)诊断与鉴别诊断

1.诊断

患者常主诉眼前有黑点，前节炎症轻，但晶状体后间隙和前玻璃体混浊明显。三面镜检查可见周边部和平坦部病变。

2.鉴别诊断

(1)虹膜睫状体炎：自觉症状和前部炎症明显。

(2)急性视网膜坏死综合征：周边部也可有大片渗出，但发病急，玻璃体混浊明显。

(3)结节病：也可表现为慢性中间葡萄膜炎伴有视网膜血管炎，但有全身特殊改变。

(4)贝赫切特综合征:早期表现为周边部视网膜血管炎和玻璃体混浊,但常有特殊的黏膜、皮肤改变。

(四)治疗

大部分病例是良性过程,不需要特殊治疗。病情稍重或黄斑水肿者可每周或隔周球旁注射泼尼松;少数严重病例可隔天口服泼尼松,但不宜长期应用,对皮质激素治疗无效者,可考虑用免疫抑制剂,也可进行光凝或冷凝疗法。

五、伴有关节炎的葡萄膜炎

多年来都认为虹膜睫状体炎与风湿病性关节炎和结缔组织病有关。目前已明确二者不是因果关系,而是同一性质疾病与免疫有关。发生葡萄膜炎的关节炎主要有以下几种。

(一)临床表现

1.强直性脊柱炎

强直性脊柱炎是慢性进行性关节炎。主要侵犯骶髂关节和脊柱。25%的患者可发生虹膜睫状体炎,男性多于女性,青壮年发病。关节炎多发生于眼病以前。有家族史,伴有虹膜睫状体炎的强直性脊柱炎患者中90%HLA-B_{27}为阳性,HLD-DR4阳性率也较高。

临床上50%的患者无症状。主要症状有腰背疼痛,特别是早晨起床后腰背有强直感,重者腰椎前后运动受限,常引起脊柱变形。眼部常表现为复发性非肉芽肿性虹膜睫状体炎。严重者有纤维素性渗出和前房积脓。虽然3~6周炎症消退,但反复发作可引起虹膜后粘连、继发性青光眼和并发性白内障等。

2.青年类风湿关节炎

青年类风湿关节炎是儿童慢性进行性疾病,多发生于16岁以下,最多见于2~4岁,一般病程为5~6年,20%~40%的患儿抗核抗体是阳性。近年来发现本病患者HLA-DR5阳性高。

全身表现有3型。

(1)急性毒性型:20%的患者在发病前有高热,并伴有淋巴结和肝、脾大。发病时轻微关节痛。此型很少发生虹膜睫状体炎。

(2)多关节型:全身所见不多,多关节受累,以膝关节多见,腕关节和踝关节次之。此型7%~14%可发生虹膜睫状体炎。

(3)单关节或少关节型:常累及膝关节,其次是髋关节和足跟部。此型78%~91%发生虹膜睫状体炎,女孩比男孩多4倍。眼病主要有两型:一种为慢性非肉芽肿性虹膜睫状体炎，多见于女孩，伴有少关节型关节炎。刺激症状轻，眼不红不痛，常发生角膜带状混浊和并发性白内障。由于视力减退，才发现有眼病。另一种是急性非肉芽肿性虹膜睫状体炎，多见于男孩，伴多关节型葡萄膜炎，某些患者 HLA-B_{27}阳性。

3.赖特综合征

本病包括非特异性尿道炎、多发性关节炎和急性结膜炎，并可发生虹膜睫状体炎。HLA-B_{27}阳性率也高。一般先出现尿道炎，然后出现关节炎和眼病。尿道炎为黏液性或黏液脓性无菌性脓尿和血尿。关节炎多侵犯大关节。结膜炎有黏液脓性分泌物，结膜充血，乳头增生，可持续 2～6 周。8%～40%可发生虹膜睫状体炎，为双眼非肉芽肿性炎症，严重者有大量纤维素性渗出和前房积脓。

4.类风湿关节炎

类风湿关节炎为最多见的慢性病。在患者血液和滑膜液内可发现抗免疫球蛋白 G 和抗免疫球蛋白 M 抗体，称为类风湿因子，本病患者常伴有细胞免疫缺陷。本病女性发病高于男性，很少发生于儿童。全身症状有发热、体重减少等。多关节受累，多是对称性。首先侵犯末梢关节，特别是指骨小关节，最后骨关节变形。常引起风湿性心脏病。本病可侵犯结膜、角膜、巩膜、房水排出管。葡萄膜炎比巩膜炎少见，多表现为非肉芽肿性虹膜睫状体炎。

5.银屑病关节炎

银屑病关节炎是慢性复发性皮肤病，在病变部位表现为带有银灰色鳞屑的丘疹性病变。本病可伴有关节炎和虹膜睫状体炎。在银屑病患者中很少有虹膜睫状体炎，但伴有关节炎的银屑病患者可发生虹膜睫状体炎，表现为轻度或严重的急性炎症，并常伴有角膜缘内的周边角膜浸润和结膜炎。

6.炎症性肠道性疾病

炎症性肠道性疾病包括溃疡性结肠炎和克罗恩病，两者都可发生关节炎和葡萄膜炎，往往伴有 HLA-B_{27}阳性。都有胃肠道症状。

(1)溃疡性结肠炎：为非特异性反复发作性肠炎，女性多于男性，20%以上患者有关节炎，为游走性单关节炎，也可发生骶髂关节炎和强直性脊柱炎。起病急、发热，每天排脓血便 10 余次。0.5%～12%发生双侧非肉芽肿性虹膜睫状体炎，反复发作，伴有骶髂关节炎者更易发生虹膜睫状体炎；伴有肠道症状和关节炎者多为慢性过程，反复发作。

(2)克罗恩病：本病是多灶性非干酪化的肉芽肿性慢性复发性肠炎。急性发作者颇似急性阑尾炎的腹痛；慢性者有腹痛、腹泻，逐渐出现肠栓塞症状。也可

发生关节炎，多为强直性脊柱炎。大约5%有各种眼病，结膜炎、虹膜睫状体炎最为多见。多为非肉芽肿性虹膜睫状体炎，有急性和慢性过程。肠道疾病发作时虹膜睫状体炎加重，也可发生脉络膜炎、视神经视网膜炎和视网膜血管炎。

（二）诊断与鉴别诊断

根据临床表现进行诊断，如不同关节炎的表现、皮肤和肠道症状，并结合化验检查，如血沉、抗核抗体、C反应蛋白和X线检查，特别注意膝关节、骶髂关节和四肢关节。因为关节炎往往先于葡萄膜炎，为了早期发现眼病，对关节炎患者，特别是青少年类风湿关节炎应追踪观察，多发性关节炎应半年进行1次眼部检查；少关节炎患者发生葡萄膜炎的危险性更大，应3个月检查1次，并应随诊7年以上。

（三）治疗

按虹膜睫状体炎治疗，充分活动瞳孔，防止虹膜后粘连。儿童不宜长期用阿托品，以防睫状肌麻痹而引起弱视。儿童慎用或不用阿司匹林，以防引起不良反应。一般可服用布洛芬，并可请有关科室会诊协助治疗。

六、伏格特-小柳综合征

本病为双眼弥漫性渗出性葡萄膜炎，伴有毛发、皮肤改变和脑膜刺激症状。最初是Vogt(1905)和Koyanagi(小柳，1914)先后报道的，以前节炎症为主，称Vogt-Koyanagi(VK)病。以后Harada(原田，1929)报道类似的眼病，是以后节炎症为主，往往发生视网膜脱离，称为Harada病。二者总称为伏格特-小柳综合征。

（一）病因和发病机制

本病原因不明。临床上常急性发病，多伴有流行性感冒样症状，可能与病毒感染有关，但病毒培养为阴性。现认为本病是自身免疫性疾病，患者对眼组织抗原有细胞免疫和体液免疫反应，并发现患者血液内存在抗S抗原抗体和抗神经节苷脂抗体。近年来强调色素细胞的重要性，它既是抗原，又是靶细胞。又发现本病患者HLA-B_{W54}、HLA-DR_1、HLA-DR_2比正常组高。因此，本病发病机制有各种因素，一方面，可能先有致病因子（病毒）作用于易感患者，引起非特异性前驱期症状；另一方面，致病因子引起色素细胞抗原性改变，而发生自身免疫反应，出现全身性色素细胞受损害的各种表现。本病主要病变在葡萄膜和视网膜色素上皮，伴有色素细胞的破坏。病理为慢性弥漫性肉芽肿性炎症。最后脉络膜纤维化，大、中血管层血管数减少，视网膜色素上皮色素广泛脱失，形成晚霞样眼底改变。

（二）临床表现

本病好发于青壮年，以 20～40 岁为多，男女无差别，多双眼发病。临床分为 3 期。

1.前驱期

突然发病，多有感冒症状：头痛、头晕、耳鸣。严重者有脑膜刺激症状，脑脊液淋巴细胞和蛋白增加，因而易误诊为颅内疾病。头痛是本期的主要症状（58％～95％），也是早期诊断的指标。

2.眼病期

前驱症状后 3～5 天出现眼部症状，几乎双眼同时急性发病，视力高度减退。

（1）Vogt-Koyanagi（VK）病：以渗出性肉芽肿性虹膜睫状体炎为主，也伴有弥漫性脉络膜视网膜炎。前节炎症迅速发展，有大量渗出遮盖瞳孔区和虹膜后粘连，眼底看不清，视力高度减退，未及时治疗可引起各种并发症，如瞳孔锁闭、膜闭和继发性青光眼。

（2）Harada 病：双眼视力突然减退，前节炎症轻，但眼底改变明显，起病时视盘充血，其周围和黄斑部明显水肿，易误诊为视神经炎或中心性浆液性视网膜病变，逐渐导致全眼底水肿、发灰，并表现为多灶性病变，相互融合形成局限性视网膜脱离，进而引起视网膜下方大片脱离。

3.恢复期

眼部炎症逐渐消退，前节炎症易遗留虹膜后粘连；视网膜下液吸收，视网膜复位。眼底色素脱失，形成晚霞样眼底，并有散在大小不等的色素斑和色素脱失斑，视盘周围往往有灰白色萎缩晕。

本病轻重程度不等，轻者为一过性炎症，虽有视网膜脱离，但无明显晚霞样眼底，称为顿挫型；严重者半年以上炎症持续存在，称为迁延型，往往是由于治疗不当，例如皮质激素治疗开始晚或量不足，或中途停药以致长期不愈，表现为肉芽肿性炎症，反复发作，可发生严重并发症，甚至失明。脱发、白发和白癜风多发生在眼病开始后数周到数月，一般 5～6 个月恢复。

（三）诊断与鉴别诊断

1.诊断

初期自觉症状有头痛、头晕、耳鸣，临床上表现为双眼弥漫性葡萄膜炎，前节

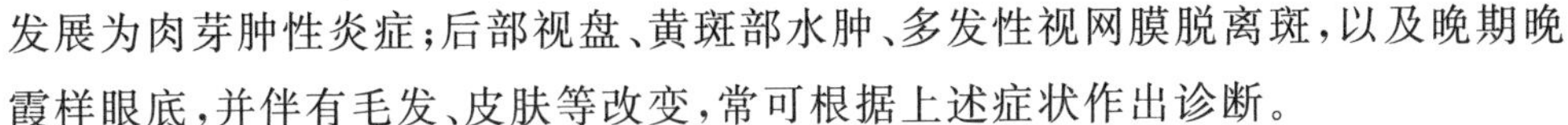

发展为肉芽肿性炎症;后部视盘、黄斑部水肿、多发性视网膜脱离斑,以及晚期晚霞样眼底,并伴有毛发、皮肤等改变,常可根据上述症状作出诊断。

2.鉴别诊断

(1)视神经炎或中心性浆液性视网膜脉络膜病变:晶状体后间隙检查可早期发现葡萄膜炎。

(2)急性后极部多发性鳞状色素上皮病变:在后极部也有斑状病变,但早期荧光眼底血管造影两者有明显不同;而且伏格特-小柳综合征很快就出现葡萄膜炎的体征。

(四)治疗

本病自从应用糖皮质激素治疗以来,视力预后有很大改进。除局部应用以外,应早期全身给药,用量要足,早期用大量糖皮质激素时要快速减药,以后缓慢减药,1个月内避免急剧减药,最后用维持量要长,不少于3个月。长期用药时应当用中效的泼尼松,一般每天80～100 mg,每早7～8时1次顿服。根据病情减药后要改为隔天服药。在减药过程中如有复发,可局部用药。病情严重者或糖皮质激素治疗开始的晚,用药时间要长,甚至需用药1年以上,其他治疗同一般葡萄膜炎。

七、贝赫切特综合征

本病为慢性多系统损害的疾病,Behcet(1937)首先提出本病的四大特点,即复发性口腔溃疡、外阴部溃疡、皮肤改变和葡萄膜炎。葡萄膜炎反复发作可导致多数患者失明。

(一)病因和发病机制

原因不明。中东和日本多发,在我国占特殊性葡萄膜炎的第四位。因患者有多种自身抗体,推想可能是一种自身免疫性疾病。主要病理改变是闭塞性血管炎,现已证明是由免疫复合物Arthus炎症反应所致。其他如纤维蛋白溶解系统功能低下、高凝状态、中性粒细胞的功能异常、活性氧亢进、中毒因素及遗传因素都可能与之有关。

(二)临床表现

1.全身表现

常有早期前驱症状,如低热、食欲不振、反复咽喉炎等。逐渐出现以下改变。

(1)口腔溃疡:为最多见,常侵犯口唇、齿龈、舌和颊部黏膜。初起发红,轻度隆起,1～2天形成灰白色溃疡,2～12 mm,7～10天消失,不遗留瘢痕。

(2)外阴部溃疡:男性比女性多发。

(3)皮肤改变:常见者有结节性红斑、皮疹、毛囊炎,以及皮肤针刺反应。

(4)血管炎:大、中、小血管都被侵犯,特别是静脉、浅层血栓性静脉炎最为多见。

(5)关节炎:为多发性关节炎,多侵犯下肢。

(6)消化道症状:严重者胃黏膜溃疡。

(7)神经精神症状:可出现中枢神经和脑膜刺激症状,有时有记忆力减退和性格改变等。

2.眼部表现

本病70%~80%发生葡萄膜炎,男性多于女性,20~40岁发病较多。双眼反复发作,平均间隔1~2个月,短者1周,长者2年,病程较长,可达10~20年,多致失明。眼病有3种类型。

(1)虹膜睫状体炎:仅有前节炎症,多次反复,表现为急性渗出性虹膜睫状体炎,有较多细小角膜后沉着物,往往出现前房积脓,其特点是出现的快,消失也快。反复发作并发生各种并发症。

(2)玻璃体炎型:是以玻璃体混浊为主的反复性炎症。此型以睫状体炎为主,并可见视网膜静脉扩张,视网膜水肿,但无出血和渗出。

(3)眼底病型:为严重类型,大多数病例前、后节都有炎症和玻璃体混浊。病变过程如下。

早期改变:是以视网膜血管炎为主,静脉扩张,在其附近往往有毛刷样出血;动脉变细,有的血管闭塞成白线;小静脉、毛细血管的通透性增强而引起后极部视网膜弥漫性水肿混浊。甚至仅有轻度前节炎症伴视网膜血管炎。

晚期改变:可发生视网膜血管分支阻塞,视网膜有大片出血和渗出,甚至发生新生血管伸向玻璃体而引起玻璃体积血。小动脉闭塞性血管炎引起缺血性病变,导致视网膜浅层坏死,呈灰白色的视网膜栓塞。疾病反复发作,视网膜脉络膜变性发生持续性水肿混浊;黄斑部水肿囊样变性常发生板层裂孔。由于血管周围继发性纤维增生,也可引起视网膜脱离。视盘充血,边界不清,当视网膜血液供给进行性丧失,视网膜神经纤维层萎缩可导致视盘萎缩,色变浅;或者视盘血管闭塞,由于缺血而发生急剧性视力丧失,最后发生视神经萎缩。

(三)诊断与鉴别诊断

1.诊断

根据主要和次要改变分为两型。主要改变为反复性口腔溃疡、外阴部溃疡、皮肤病和葡萄膜炎。次要改变有关节炎、胃肠道疾病、附睾炎、血管炎及神经系统疾病。在疾病过程中4种主要改变都出现称为完全型;不完全型是指疾病过程中有3个主要改变或典型眼部改变,如前房积脓或典型视网膜血管炎,再加1种主要改变,如反复性口腔溃疡。不能诊断为不完全型者称为可疑型。皮肤针刺反应很有诊断价值。

2.鉴别诊断

(1)伴有视网膜血管炎的葡萄膜炎:如结节病性葡萄膜炎,多为视网膜静脉周围炎,有其特殊的全身改变,但无黏膜和皮肤改变。又如多发性出血性视网膜血管炎,表现为轻度虹膜睫状体炎,双眼发病为多发性视网膜血管炎,视网膜毛细血管无灌注,有玻璃体炎,原因不明,糖皮质激素治疗有效。

(2)伴有前房积脓性虹膜睫状体炎:如强直性脊柱炎、赖特综合征虽有关节炎和前房积脓,但后节正常,也无黏膜和皮肤改变。

(四)治疗

同一般葡萄膜炎,注意散瞳。前节炎症可局部滴眼或结膜下注射糖皮质激素;后节炎症在发作时可球旁注射,以缓解急性炎症。本病不宜全身应用糖皮质激素。主要用免疫抑制剂,如苯丁酸氮芥或环磷酰胺。一般先用秋水仙碱,每次0.5 mg,每天2次,不良反应少。如果无效,首选苯丁酸氮芥,这是治疗本病最有效、毒性最小的免疫抑制剂,每天0.1～0.2 mg/kg,根据病情逐渐减量至每天2 mg,用药约1年。严重病例各种药物治疗无效者,可口服环孢素A每天3～5 mg/kg,分2次服用,因对肝、肾不良反应大,应慎用。以上药物都有不良反应,用药前要说明可能发生的不良反应并取得患者或家属同意,而且无全身禁忌证者方可用药。治疗过程中应每周检查白细胞和血小板。用环孢素A要检查肝、肾功能及血清蛋白电泳。其他药物有血管扩张药、抗凝剂、吲哚美辛,以及维生素C、维生素E等。中药以清热解毒、凉血祛瘀为主。

第五节　睫状体脉络膜脱离

除巩膜突、后极部和涡静脉外,葡萄膜和巩膜疏松相连,因此两者容易分离。睫状体和前部脉络膜的静脉较为丰富,而且粗大,只有一层内皮细胞,液体容易渗漏,因此容易发生睫状体脉络膜脱离。

脱离形态有 3 种,即环形、分叶状和扁平形。早期的脱离用三面镜检查才能发现,在锯齿缘附近有一个模糊的水肿带与角膜缘呈同心性排列的波状皱纹区域。脱离明显时表面无皱纹,呈暗褐色或灰棕色隆起。根据脱离的范围,其形态各有不同。脉络膜前部和睫状体带的脱离呈几个局限性隆起或呈环形围绕周边部;如果波及后极部,则呈一个或几个半球形,在两个球形隆起之间,由于涡静脉附着于巩膜,呈一深谷,形成所谓分叶状脱离。脉络膜脱离多见于眼球的颞侧和鼻侧;严重者仅保留后极中心部。偶尔发生平脱离,表面有波纹,无论何种脱离,当它吸收时往往出现视网膜皱褶。如果在 8～14 天内脱离消失,眼底不发生其他改变;如果脱离时间长,则在病变区出现颗粒状和条状色素紊乱。

患者多无自觉症状,有时出现视野和屈光改变,当脱离波及黄斑时即发生视力障碍。本病应当与视网膜脱离和脉络膜肿瘤鉴别,与前者区别较易,脉络膜脱离色暗,表面光滑,视网膜血管正常,而视网膜脱离呈波浪状起伏;但与脉络膜黑色素瘤的区别则比较困难,要参考病史、巩膜透照、超声、计算机体层显像(CT)等检查。

一、特发性脉络膜脱离

本病是 von Graefe(1858)首先报道的,Schepens(1963)明确了本病特点是伴有非孔源性视网膜脱离,视网膜下液体随体位移动呈泡状隆起,称为葡萄膜渗漏。

(一)病因和发病机制

本病原因不明,关于其发病机制有多种学说,主要认为巩膜先天异常增厚。近年来发现巩膜增厚主要是氨基多糖异常沉着,它具有高度吸水性,致使巩膜膨胀,压迫涡静脉,导致脉络膜循环障碍,引起葡萄膜水肿渗漏。因此认为本病可能是眼部黏多糖贮积症的一种。真正小眼球巩膜异常增厚也易患本病。

(二)临床表现

患者多为中年男性,双眼先后发病,其间隔有数月或数年。疾病呈隐匿性进行性发展,出现进行性视力减退。常因上巩膜静脉压高而有上巩膜血管扩张。前节无明显炎症,偶有轻微房水闪光,玻璃体有轻度细胞浸润。临床分为 4 期。

1.睫状体脉络膜脱离期

睫状体肿胀,引起调节障碍,视力疲劳,又因晶状体屈光度增加而出现近视症状。脉络膜脱离多位于赤道部和睫状突之间,有时呈分叶状,多数为典型环形脱离，呈棕色隆起。

2.视网膜脱离期

周边部脉络膜长期脱离使脱离部位的玻璃膜和色素上皮受损，通透性增强，液体逐渐渗到视网膜下而引起脱离，为非孔源性脱离，自下方开始向后进展；视网膜下液体多而清亮，使脱离的视网膜菲薄而透明，表面光滑无波纹，当患者改变体位时，视网膜脱离的部位也随之移动，但始终位于低位处；坐位时脱离在下方，严重者前方可达晶状体后囊，后方遮盖视盘，甚至视网膜全脱离。有时发生视盘水肿。

3.视网膜脱离恢复期

病程数月至数年，有自然吸收倾向，视网膜自行复位。有时视网膜下液体长期潴留而浓缩形成白点状沉着物，可出现视网膜色素紊乱，呈椒盐样眼底。

4.晚期

如果病变反复发作，晚期发生视网膜变性，血管变细，脉络膜萎缩，视力丧失或因继发性青光眼而失明。

(三)诊断与鉴别诊断

1.诊断

可根据临床表现、荧光眼底血管造影及超声检查进行诊断，不仅可了解周边部葡萄膜和视网膜脱离情况，还可证实有无眼球壁增厚；并可测量眼球前后径，确定有无眼球轴短的真性小眼球；脑脊液检查可发现患者脑脊液蛋白升高。

2.鉴别诊断

(1)大泡状视网膜脱离：为多发性后极部浆液性视网膜色素上皮脱离，伴无孔性视网膜脱离。其前驱期常有反复性中心性浆液性视网膜脉络膜病变。突然发病，后极部出现 1/2～1 PD 的圆形黄白色色素上皮脱离，以后发生无孔性视网膜脱离。很像葡萄膜渗漏。但后者无渗出斑，并常伴有周边部的脉络膜脱离，荧光造影及中心性浆液性脉络膜视网膜病变史的有无可以区别。

(2)后巩膜炎：有的病例也可发生环状睫状体脉络膜脱离及渗出性视网膜脱离，视网膜下液体也随体位移动。但后巩膜炎患者多有眼痛、眼球运动痛，眼红；重者有复视、眼球运动障碍，甚至眼球突出。本病患者多有类风湿关节炎，也可有前巩膜炎。

(3)Harada 病：严重者伴有视网膜脱离，脱离部位不随体位改变而移动，而且前、后节有明显炎症。皮质激素治疗有效。

(4)孔源性视网膜脱离合并脉络膜脱离：这是由于低眼压引起的睫状体脉络

膜脱离，常伴有葡萄膜炎、眼痛、睫状充血，眼压极低。另外根据超声检查要除外脉络膜黑色素瘤。

(四)治疗

本病对糖皮质激素、激光治疗及一般视网膜脱离手术治疗多无效，少数缓解但易复发。Gass(1983)制作巩膜人工导出孔而使视网膜脱离复位。因而提出巩膜切除和巩膜切开手术可获得良好效果。手术方法各有不同。一般局部麻醉，首先找出涡静脉，在 4 个象限，以赤道部前缘为中心或在角膜缘后 7～12 mm 处做 5 mm×7 mm 或 5 mm×5 mm 1/2～1/3 厚度的巩膜板层切除，在切除床中心做 2 mm 切开或做丁字型切开。Ward(1988)仅做较大的 8 mm×10 mm 的巩膜板层切除，不做巩膜切开也可取得同样效果。术前首先明确诊断，无外伤、手术或低眼压。如果患者视力良好，黄斑区无脱离，可继续观察，如果视力进行性下降，确定为本病则可考虑此种巩膜板层切除术。

二、手术后睫状体脉络膜脱离

睫状体脉络膜脱离多见于内眼手术，如白内障、青光眼、视网膜脱离和角膜移植术后。多于术后当时或者术后 1～4 天发生。术后数周发生者极少。脱离的原因是由于眼球切开后，眼压下降、血管扩张，液体漏出到脉络膜睫状体上腔；或因手术时前房角受损，使房水进入睫状体和脉络膜上腔。青光眼滤过手术后更易发生。这是由于术后滤过太强，长期低眼压所致。临床表现为术后前房变浅或消失、低眼压及脉络膜脱离。如果患者术眼前房浅或消失、眼压高，应注意术后恶性青光眼的发生。

本眼病一般无须特殊治疗，包扎卧床可自愈。术后低眼压、前房浅者，则应检查手术切口，如有漏水现象，应及早修复；如伤口完好，则应充分散瞳，应用皮质激素、高渗药物和乙酰唑胺等。经上述处理脱离仍不复位并有前房消失时，可考虑平坦部位做巩膜切开、放液，前房内注入空气，使前房形成，促使脱离的葡萄膜复位。

三、继发性脉络膜脱离

(一)炎症性渗出性脉络膜脱离

1.后巩膜炎

常见的症状有眼痛、视力减退、眼充血，常伴有前巩膜炎。眼底在巩膜肿胀区可见境界清楚的脉络膜隆起。

2.葡萄膜炎

中间葡萄膜炎、交感性眼炎和伏格特-小柳综合征的严重病例，由于炎症渗出，可引起视网膜或脉络膜脱离。

(二)外伤性

眼球挫伤、直接或间接的头部或眼眶外伤，使葡萄膜血管急性充血而引起液体渗漏；外伤后的持续性低眼压也会引起脉络膜脱离。

(三)伴有孔源性视网膜脱离的睫状体脉络膜脱离

本病原因可能是玻璃体经视网膜裂孔到视网膜下，刺激脉络膜使其血管扩张、通透性增强，以致睫状体脉络膜水肿，造成房水产生减少、眼压下降，而使脉络膜上腔有液体潴留，从而发生睫状体脉络膜脱离。临床表现为突然发病，眼痛、睫状充血、房水闪光强阳性且有浮游细胞，但角膜后沉着物可见。按葡萄膜炎治疗消炎，早期手术封闭视网膜裂孔。一般可做巩膜板层或巩膜外垫压术。如果脉络膜脱离较高，可先放出脉络膜上腔液体，再行电凝术。

(四)全身血管性疾病

如肾小球肾炎、高血压、结节性动脉炎，以及影响眼静脉回流、涡静脉回流受阻者可引起脉络膜脱离。应针对病因治疗。

第六节　葡萄膜囊肿和肿瘤

一、外伤植入性虹膜囊肿

(一)病因和发病机制

虹膜囊肿并不少见。按病因可分为先天性、特发性、炎症渗出性和外伤性等。其中以外伤植入性虹膜囊肿最为常见。多由于眼球穿通伤或内眼手术引起，结膜或角膜上皮组织由于睫毛或手术器械通过眼球伤口带入眼内；也可因外伤或手术创口对合不良或有组织嵌顿致使上皮组织沿创口直接卡入眼内，不断增生而形成虹膜囊肿，临床上有两种类型。

(二)临床表现

1.珍珠样囊肿

珍珠样囊肿为孤立的灰白色或淡黄色圆形或椭圆形、有光泽的肿瘤样小体。

外观颇似珍珠而得名。此类常伴有睫毛，位于虹膜基质的周边部或前房角。其囊壁由复层上皮或立方上皮所组成，中心部细胞逐渐变性软化形成空腔，最后形成囊肿。

2.浆液囊肿

浆液囊肿较多见，在外伤后数月或数年发生，囊壁菲薄透明，囊腔较大，含有淡黄色液体，常发生在虹膜实质的周边部，其前壁向前膨隆时常与角膜后壁相贴；如果囊腔向后方隆起，则由瞳孔区可见到虹膜后方有黑色隆起块，易误诊为黑色素瘤。囊肿开始时，患者无自觉症状。有时囊肿变性产生刺激性物质，可引起虹膜睫状体炎。当囊肿增大占据前房或堵塞房角时，可引起不可控制的青光眼。

（三）诊断与鉴别诊断

根据临床表现，有眼球穿通伤口可以确诊，必要时应进行超声检查。应与其他原因的虹膜囊肿及葡萄膜的占位病变，如黑色素瘤相鉴别。

（四）预防与治疗

1.预防

（1）手术时结膜瓣的大小要适宜，避免结膜瓣的边缘正对角巩膜切口。

（2）缝线结扎不要过紧，避免组织夹在线套内，从而发生组织坏死液化，以致使缝线的周围形成间隙，使上皮易经此而进入。

（3）眼球切口应在角膜缘处，以防止角膜上皮内生。

（4）防止伤口延期愈合，促使前房早期形成。

2.治疗

（1）手术治疗，应早日做彻底的切除，根据囊肿的不同位置和大小在角膜缘做一较大切口，做包括囊肿在内的较大面积的虹膜切除。

（2）激光治疗，色素多的囊肿可用氩激光，对透明度大的浆液性者用 Nd：YAG 激光。如果再发，可以重复激光治疗，亦可先做囊肿穿刺，抽出囊内液体后光凝囊壁。

二、脉络膜血管瘤

虹膜和睫状体的血管瘤非常罕见，肿瘤局部血管丰富，经常引起反复性前房积血和青光眼。在葡萄膜血管瘤中脉络膜血管瘤较为多见。

（一）病因和发病机制

脉络膜血管瘤为先天性血管发育畸形，伴有颅内血管瘤或颜面血管瘤者称为 Sturge-Weber 综合征，脉络膜血管瘤患者 50%伴有眼睑或颜面血管瘤。本病常发生于青年人，但多在成年以后才被发现。如不及时治疗，可导致完全失明。

（二）临床表现

血管瘤有孤立型与弥漫型，两者表现有所不同。

1.孤立型

本型多不伴有皮肤和颜面血管瘤。多见于中年人，病变多位于眼底后极部，多靠近视盘或黄斑部，肿物为 1.5～6 PD，隆起高度为＋1.0～＋5.0 D，为一杏黄色或橘红色圆形或近似球形隆起。表面可有色素沉着，经常伴有视网膜脱离，视网膜可有水肿、渗出及出血等改变，可能是由于肿瘤影响脉络膜血运，视网膜外层组织缺氧所致。

2.弥漫型

常伴有皮肤颜面血管瘤。早期由于血管瘤小且深在，不易与其周围眼底色调区别，往往被忽视。详细检查可发现眼底后极部有广泛弥漫扁平、边界不清楚呈番茄色的病变，有时可见迂曲扩张的脉络膜血管和视网膜血管扩张。血管瘤发展较慢，逐渐出现视网膜变性萎缩，视网膜广泛脱离，并可发生并发性白内障和继发性青光眼而致失明。导致青光眼的原因有多方面：如脉络膜血管淤血，导致眼内容积增加；脉络膜血管瘤的血管壁菲薄，通透性增加而使眼内液体增加，使眼内液体循环失去平衡；另外，房角的中胚叶组织的残留或异常血管的存在，以及上巩膜静脉压升高都可导致眼压升高，这种青光眼治疗困难。

（三）诊断与鉴别诊断

1.诊断

合并颜面血管瘤者脉络膜血管瘤发现率高，要仔细检查眼底；不合并颜面血管瘤者或肿瘤小者诊断困难，需要超声和荧光眼底血管造影检查。超声检查中，A 超表现为起始高波，内反射波高；B 超显示卵圆形或盘状肿块，前界清楚，内反射有均匀波。荧光眼底造影在动脉前期或动脉早期即显荧光。典型病例可见到血管形态。由于肿瘤多为海绵状血管瘤，荧光素的含量很多，早期呈多湖状形态，继而因渗漏而出现强荧光区，其范围与肿瘤大小基本一致。由于荧光，可以看出肿瘤的准确范围，可供治疗参考，并可观察肿瘤治疗的效果。

2.鉴别诊断

某些脉络膜血管瘤由于视网膜色素上皮增生或继发性视网膜变性及局限性视网膜脱离，表现为灰蓝色或灰绿色，易误诊为脉络膜恶性黑色素瘤。但血管瘤表现隆起度不明显，边界不清，色淡无色素，巩膜透照有红光反射。恶性黑色素瘤隆起明显，边界清楚，病变区色暗有色素，巩膜透照不透光。荧光眼底血管造影可显示血管瘤荧光充盈快，持续时间长，常呈海绵状或窦状造影。恶性黑色素瘤早期仅在肿瘤边缘部有荧光。无色素性色素瘤常呈网状荧光结构。

(四)治疗

无症状者可不治疗。对局限性孤立的血管瘤，可透热凝固使病变萎缩。激光治疗，特别是氩双色(蓝绿混合)或氩绿激光更有效，可使血管瘤内的血管网大部分或全部消失，仅残留少数较大的血管，肿物萎缩变平坦，视网膜复位。

三、脉络膜骨瘤

在眼球结核和发生睫状膜的慢性炎症眼球病理组织中可见到钙化改变。Gass(1978)首先提出脉络膜骨瘤可发生于正常眼中。

(一)病因和发病机制

原因不明。Gass 认为脉络膜骨瘤可能继发于外伤、炎症的异位骨化或海绵状血管瘤的骨质化。但有些病例并无外伤、炎症等病史。现多认为脉络膜骨瘤是先天性原始中胚叶残留的迷离瘤。脉络膜骨瘤组织是由骨小梁构成，伴有内皮组织组成的海绵状腔隙和小毛细血管，并可见骨细胞、成骨细胞和破骨细胞。肿瘤累及脉络膜毛细血管，大部分变窄或闭塞。

(二)临床表现

多发生于 20～30 岁女性，多为单眼发病。可以无任何症状，或有轻微视物不清，视物变形及肿瘤相应部位视野缺损。晚期发生并发症可致视力丧失。

眼底检查可见肿瘤多位于视盘附近，呈椭圆形或近圆形，肿瘤基底大小不等，轻度隆起。边缘呈扇形或伪足状，但其边界清楚，略隆起呈黄白色至橘红色，其颜色取决于视网膜色素上皮的色素程度及肿瘤的厚薄。脉络膜骨瘤中的钙质呈黄白色，其边缘部视网膜色素上皮变薄则呈橘红色，肿瘤表面凸凹不平，可见不同程度的棕色、橘黄色、灰色的色素沉着，并有短小血管丛，其来源于肿瘤深部，从骨髓腔到肿瘤表面，血液供给来源于脉络膜毛细血管。晚期视网膜萎缩。

本病主要的并发症是视网膜下新生血管形成，常伴有视网膜下液体渗出和出血，当发生于黄斑时，形成盘状瘢痕，严重影响视力。这种新生血管来自脉络膜新生血管，穿过脉络膜骨瘤上萎缩变薄的视网膜色素上皮和玻璃膜到视网膜下。

（三）诊断与鉴别诊断

1.诊断

主要根据眼底特殊的黄白色隆起的表现进行诊断。荧光眼底血管造影显示早期肿瘤有斑块状强荧光；晚期有弥漫性强荧光染色。肿瘤黄白色部分显示脉络膜骨瘤内表面毛细血管网早期强荧光。A超检查从脉络膜骨瘤内表面出现高强度的回声波峰；B超检查显示一个轻度隆起的高反射波的脉络膜肿块。X线检查可表现与骨瘤相似的放射线密度。CT检查显像最清楚。

2.鉴别诊断

(1)脉络膜无色素性黑色素瘤：肿瘤病变呈棕黄色外观，与脉络膜骨瘤相似，但肿瘤隆起度较高，边缘不清，表面光滑与脉络膜骨瘤不同。

(2)脉络膜转移癌：多继发于其他全身性肿瘤，特别是乳腺癌，边界不如脉络膜骨瘤清楚。表面无血管，且常伴有无孔性视网膜脱离。

(3)脉络膜血管瘤：也可呈橘红色，与脉络膜骨瘤相似，但脉络膜血管瘤呈圆顶状，表面光滑，边缘整齐。

（四）治疗

病因不明。目前尚无有效疗法。只能定期观察。如果出现视网膜下新生血管，可考虑氩激光光凝治疗。近年来有人报道经激光治疗后肿瘤脱钙变平，形成一边界清楚的脉络膜视网膜萎缩斑。

第/六/章

视神经疾病

第一节 视神经萎缩

一、概述

视神经萎缩是指任何疾病引起视神经发生退行性变性，导致视盘颜色变淡，视力下降。视神经萎缩不是一种单独的疾病，它是多种眼部病变的一种结局，可严重影响以至丧失视功能。

（一）病因

原因很多，但有时临床上很难查出病因。常见病因有。①视盘水肿。②蝶鞍、额叶等颅内占位性病变、脑膜炎、脑炎等。③视神经炎症、视神经缺血、视神经肿瘤、多发性硬化等。④药物中毒、重金属中毒及外伤等。⑤遗传性 Leber 视神经病变等。⑥脉络膜炎症、视网膜炎症、变性。⑦营养障碍，如恶性贫血，严重营养不良等。

（二）病理

（1）视神经纤维变性、坏死、髓鞘脱失而导致视神经传导功能丧失。

（2）视盘苍白系视盘部位胶质细胞增生、毛细血管减少或消失所致。

原发性视神经萎缩由筛板后的视神经交叉，视束及外侧膝状体以前的视路损害，继发性视神经萎缩由于长期视盘水肿或视神经盘炎而引起，其萎缩过程是上行性。

二、诊断思路

(一)病史要点

临床表现:严重视力减退,甚至失明。视野明显改变,色觉障碍。可有一些特殊病史如中毒外伤史、家族遗传性病变史。

(二)查体要点

1.瞳孔

瞳孔不同程度散大,直接对光反应迟钝或消失,间接对光发射存在。患眼视力严重下降但未失明者 Marcus Gunn 征阳性。

2.眼底检查

视盘变苍白为主要特征。原发性者视盘苍白,边界清晰,筛板可见,视网膜血管变细。继发性者视盘灰白污秽,边界模糊,因炎症导致大量神经胶质细胞覆盖,筛板不可见,视盘附近网膜血管变细有白鞘。可查出颅内病变、视神经视网膜原发性疾病等。

(三)辅助检查

1.必做检查

(1)视野检查:不同类型、不同程度的缺损,如中心暗点,偏盲,向心性缩窄。

(2)头颅眼眶 CT:排除颅内病变。

(3)电生理检查:了解视神经功能。VEP 可表现为不同程度的振幅降低,潜伏期延长。

2.选做检查

FFA:视盘一直呈弱荧光,晚期轻着染(图 6-1)。

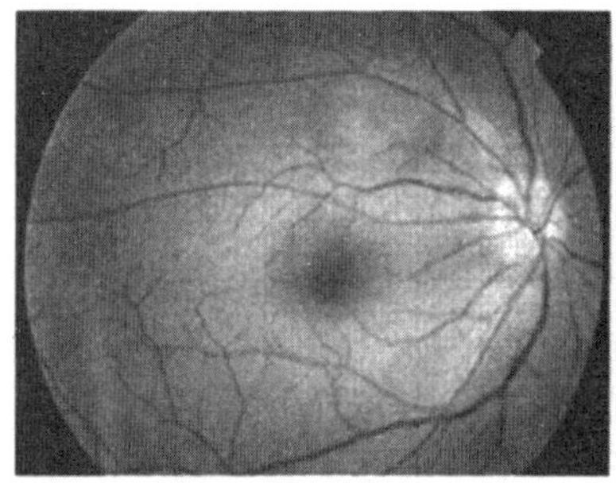
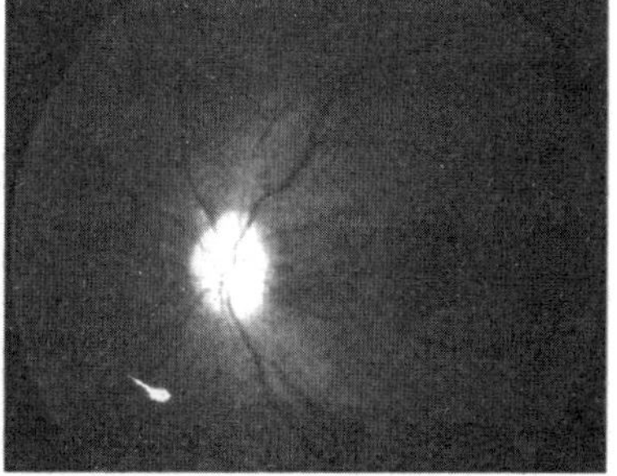

图 6-1　视神经萎缩 FFA

表现视盘早期呈弱荧光,晚期轻着染

(四)诊断步骤

诊断步骤(图 6-2)。

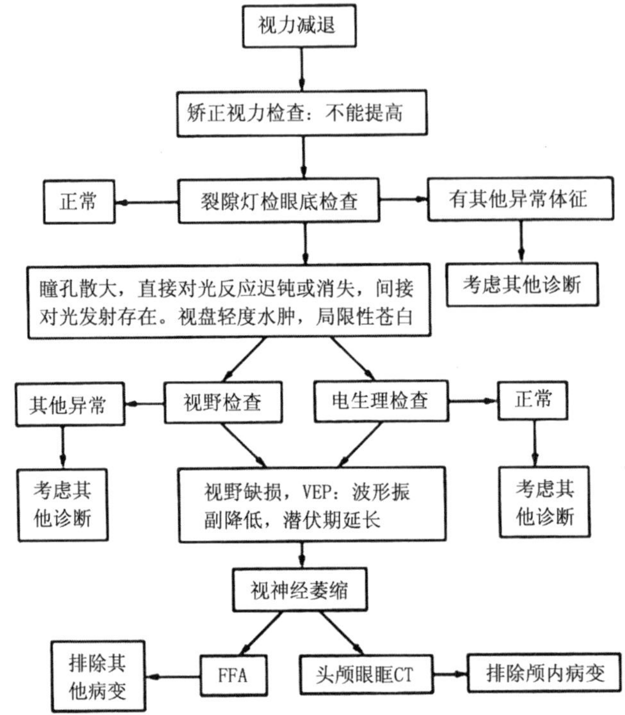

图 6-2 视神经萎缩诊断流程

三、治疗措施

(一)经典治疗

积极病因治疗。试用药物。①糖皮质激素。②神经营养药:B 族维生素、ATP、辅酶 A、肌苷、烟酸。③活血化瘀,扩张血管。

(二)新型治疗

预后较差,无特殊治疗。

(三)治疗流程

治疗流程如图 6-3 所示。

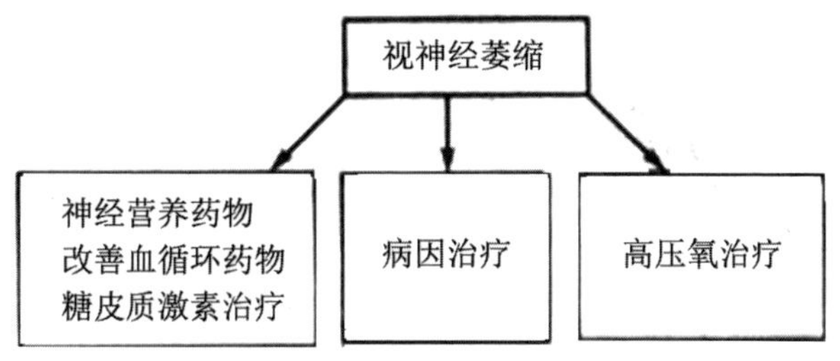

图 6-3　视神经萎缩治疗流程

四、预后评价

视神经萎缩为视神经严重损害的最终结局，一般视力预后很差。患者最后多失明。但垂体肿瘤压迫导致的下行性视神经萎缩，绝大多数手术切除肿瘤后视力可有很大恢复。

第二节　视神经炎

一、概述

视神经炎泛指视神经的炎性脱髓鞘、感染、非特异性炎症等疾病，能够阻碍视神经传导功能，引起视功能一系列改变的视神经病变。

临床上常分为视盘炎和球后视神经炎。球后视神经炎一般可分为急性和慢性，后者为多见。病因为：①局部炎症。②病毒感染。③全身感染。④营养和代谢性疾病。⑤中毒。⑥特发性：多发性硬化、糖尿病、甲状腺功能障碍与本病关系密切。早期白细胞渗出，慢性期以淋巴细胞和浆细胞为主。中等程度损伤形成少量瘢痕，而严重损伤则神经纤维被神经胶质细胞增生代替，引起视神经萎缩。

二、诊断思路

(一)病史要点

视盘炎症常突然发病，视力障碍严重，多累及双眼，多见儿童或青壮年，经治疗一般预后较好，我国 40 岁以下者约占 80%。临床表现：视力急剧下降，<0.1。眼痛：早期前额部疼痛，眼球转动痛。

球后视神经炎突然发病，视力突然减退，甚至无光感。多单眼发病，眶深部痛或眼球转动痛。因球后视神经受累部位不同有以下几种类型。①轴性球后视神经炎，病变主要侵犯乳头黄斑束纤维，表现为视力下降严重，视野改变为中心暗点。②球后视神经周围炎，病变主要侵犯球后视神经鞘膜。梅毒多见，表现为视野向心性缩小。③横断性视神经炎，病变累及整个视神经横断面，表现为无光感（黑蒙）。

（二）查体要点

1.视盘炎

瞳孔不同程度散大，直接对光反射迟钝或消失，间接对光反射存在，单眼患者出现相对性传入性瞳孔障碍，称 Marcus-Gunn 瞳孔。眼底：视盘潮红，乳头表面毛细血管扩张，边缘不清，轻度隆起，筛板模糊，生理凹陷消失，可出现少量积血点。视盘周围视网膜水肿呈放射状条纹，乳头表面或边缘有小积血，静脉怒张弯曲或有白鞘。

2.球后视神经炎

瞳孔中等大或极度散大。直接对光反应消失，间接对光反应存在。眼底：早期无变化，3～4 周时视神经色泽改变，颜色变淡。"两不见"症状：患者看不见，医师早期检查无异常。

（三）辅助检查

1.必做检查

(1)视野检查：视盘炎表现为巨大而浓密的中心暗点、重者有周边视野缩小，色觉改变（红绿色觉异常）。球后视神经炎表现为中心、旁中心暗点或哑铃状暗点。

(2)头颅眼眶 CT：排除颅内病变。

(3)FFA：动脉期见视盘表层辐射状毛细血管扩张，同时见很多微动脉瘤，早期荧光素渗漏，视盘成强荧光染色。

2.选做检查

视觉电生理检查，了解视神经功能。VEP 可表现为不同程度的振幅降低，潜伏期延长。病变侵犯视盘黄斑束纤维，主要表现为振幅降低；病变侵犯球后视神经鞘膜，主要表现为潜伏期延长。

（四）诊断步骤

诊断步骤（图 6-4）。

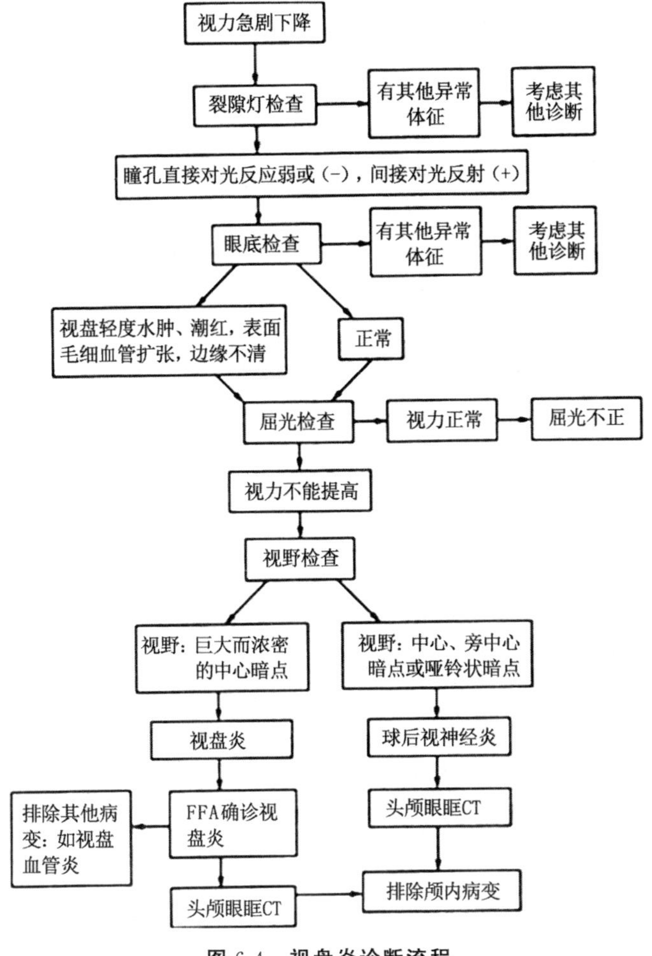

图 6-4 视盘炎诊断流程

(五)鉴别诊断

视盘炎需与以下疾病鉴别。

1.视盘水肿

常双眼，视盘肿胀明显，隆起高达 6～9 D，但视功能多正常，或有阵发性黑蒙史。视野早期生理盲点扩大而周边视野正常。常伴有其他全身症状，如头痛呕吐等。

2.缺血性视神经病变

发病年龄多在 50 岁以上，突然发生无痛性、非进行性视力减退，早期视盘轻度肿胀，后期局限性苍白。视野检查：弓形暗点或扇形暗点与生理盲点相连。FFA 示视盘早期弱荧光或充盈缺损，晚期视盘强荧光。

3.视盘血管炎

视盘血管炎多见于年轻女性，视力轻度减退，视盘充血潮红，轻度隆起，乳头表面或边缘有小积血。视野可为生理盲点扩大。FFA 显示乳头表面毛细血管扩张渗漏明显。激素治疗效果好。

4.假性视盘炎

假性视盘炎常双侧，乳头边界不清，色稍红，隆起轻，多不超过 1～2 D，无积血渗出，终身不变。视力正常，视野正常。FFA 正常。

球后视神经炎需与头颅或邻近组织肿瘤鉴别，其症状与体征均与球后视神经炎相似，头颅 CT 或 MRI 提示颅内占位。

三、治疗措施

(一)经典治疗

(1)积极寻找病因，针对病因治疗。

(2)大剂量糖皮质激素冲击治疗：视神经炎本身是一种自限性疾病，糖皮质激素治疗在短期内能促进视力的恢复，并延缓多发性硬化的发生，采用静脉大剂量、短期疗程。但在长期效果上没有明显的疗效，对最终的视力没有帮助。因此适用于重型病例。

(3)配合抗生素。

(4)血管扩张药：局部及全身应用。

(5)改善微循环及神经营养药：B 族维生素、ATP、辅酶 A、肌苷等。

(6)中医中药。

(二)新型治疗

球后视神经炎，由于视神经肿胀，长时间可导致神经变性坏死，考虑开放视神经管治疗。如为蝶窦、筛窦炎症导致球后视神经炎，视力下降严重可考虑蝶窦筛窦手术。神经内科治疗，如多发性硬化，脱髓鞘性疾病等。

(三)治疗流程

治疗流程(图 6-5)。

四、预后评价

大多数视盘炎病例经过积极治疗都可恢复正常，而且病程较短，预后良好，视盘颜色变淡或苍白。少数重症患者治疗效果缓慢或无效，病程较久，炎症消退后视盘苍白萎缩，视力障碍，预后欠佳。

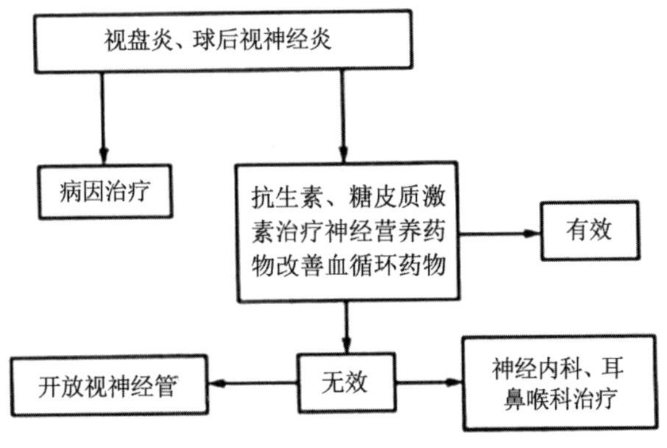

图 6-5　视神经炎治疗流程

家族性球后视神经炎病例预后较差，家族性者，多发生于青春期后男性，女性则多为遗传基因携带者。

五、最新进展和展望

视神经炎的基础研究取得了很大的成绩，如研究表明 *HLA-DRB*1＊15 基因可能是部分视神经炎患者的遗传易感基因。

很多家族性视神经炎都有特异性基因位点改变，因此基因治疗是目前研究的热点，基因治疗技术已开始应用到视神经炎的动物试验模型中。基因治疗可能会为那些严重的进行性视神经脱髓鞘的患者带来益处。

随着脂肪抑制和 DTI 等磁共振成像新技术的应用，以及钆喷替酸葡甲胺(Gd-DTPA)增强检查等，能更好地显示活体组织内的细微结构，是显示视神经炎的较好检查技术。功能性成像已开始用于评价视神经炎累及的视神经功能及追踪视神经恢复的情况。

第三节　视盘血管炎

一、概述

视盘血管炎是一种局限于视盘之内的血管炎症。

二、病因

细菌、病毒感染、变态反应。

三、分型

Ⅰ型:视盘内的睫状血管小分支发生的睫状动脉炎引起,临床表现为视盘水肿者,称为Ⅰ型。

Ⅱ型:视盘内的视网膜中央静脉炎症引起,临床表现为视网膜中央静脉阻塞者,称为Ⅱ型。

四、临床表现

(1)健康青壮年多见,无性别差异。

(2)单眼多见,偶尔双眼。

(3)患眼视力一般均较正常,或轻微减退,个别视力损害严重,常表现为视物模糊。

(4)患眼视盘明显充血、水肿;视网膜静脉弯曲、怒张,动脉一般无改变;视盘或其邻近区域可有积血、渗出。

(5)眼部其他表现大多正常。

五、诊断

(一)病史

有否感染病史,有否眼球后钝痛病史。

(二)眼部检查

双眼视盘对比,散瞳查眼底。

(三)视野

生理盲点扩大,周围视野多正常。

六、鉴别诊断

主要应与颅内压增高所引起的视盘水肿仔细鉴别。

七、治疗

本病可自愈,病程可长达一年半或更长些。大剂量使用皮质类固醇类药物治疗,效果显著,可大大缩短病程,1～2 个月可痊愈。对于长时间视盘水肿不缓解,伴有缺血改变征象时,应特殊注意。

八、预后

本病少有复发，预后良好。

第四节 视盘水肿

一、概述

视盘水肿指视盘被动水肿，无原发性炎症，早期无视功能障碍。多是其他全身病的眼部表现。

(一)病因

引起视盘水肿的疾病很多。①颅内原因有颅内肿瘤、炎症、外伤、先天畸形等。②全身原因有恶性高血压、肾炎、肺心病等。③眶内原因有眼眶占位、眶内肿瘤、血肿、眶蜂窝织炎等。④眼球疾病有眼球外伤或手术使眼压急剧下降等。

(二)发病机制

视神经轴质流的运输受到阻滞。

二、诊断思路

(一)病史要点

1.症状

(1)常双眼，视力多无影响，视功能可长期保持正常的特点是视盘水肿的一个最大特征。少数患者有阵发性黑蒙，晚期视神经继发性萎缩引起视力下降。

(2)可伴有头痛、复视、恶心、呕吐等颅内高压症状，或其他全身症状。

2.病史

可有高血压、肾炎、肺心病等其他全身病病史。

(二)查体要点

1.早期型

视盘充血，上、下方边界不清，生理凹陷消失，视网膜中央静脉变粗，视网膜中央静脉搏动消失，视盘周围视网膜成青灰色，视盘旁线状小积血。

2.中期进展型

视盘肿胀明显，隆起3～4 D，呈绒毛状或蘑菇形，外观松散，边界模糊，视网膜静脉怒张、迂曲，盘周火焰状积血和渗出，视盘周围视网膜同心性弧形线。

3.晚期萎缩型

继发性视神经萎缩，视盘色灰白，边界模糊，视网膜血管变细。

(三)辅助检查

1.必做检查

(1)视野：①早期生理盲点扩大(图6-6)。②视神经萎缩时中心视力丧失，周边视野缩窄。

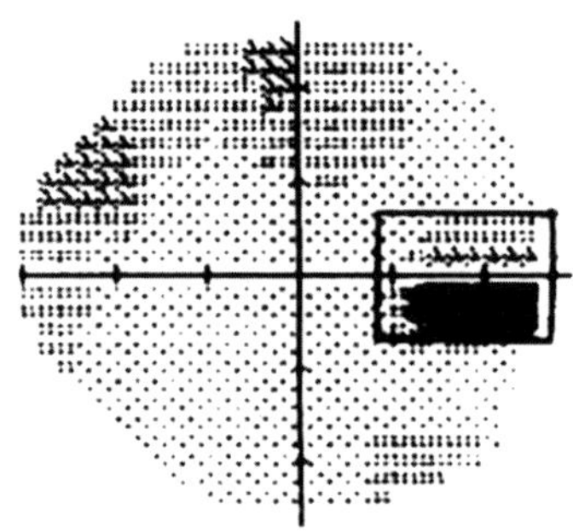

图6-6 视盘水肿视野表现为生理盲点扩大

(2)头颅眼眶CT，排除颅内病变。

2.选做检查

(1)视觉电生理：了解视神经功能。VEP表现为大致正常。

(2)FFA：动脉期见视盘表层辐射状毛细血管扩张，很快荧光素渗漏，视盘成强荧光染色。

(四)诊断步骤

诊断步骤(图6-7)。

(五)鉴别诊断

1.视盘炎

突然发病，视力障碍严重，多累及双眼，多见儿童或青壮年，经糖皮质激素治疗预后较好。伴眼痛。眼底：视盘充血潮红，边缘不清，轻度隆起，表面或边缘有小积血，静脉怒张迂曲或有白鞘。视野检查为中心暗点，色觉改变(红绿色觉异常)。

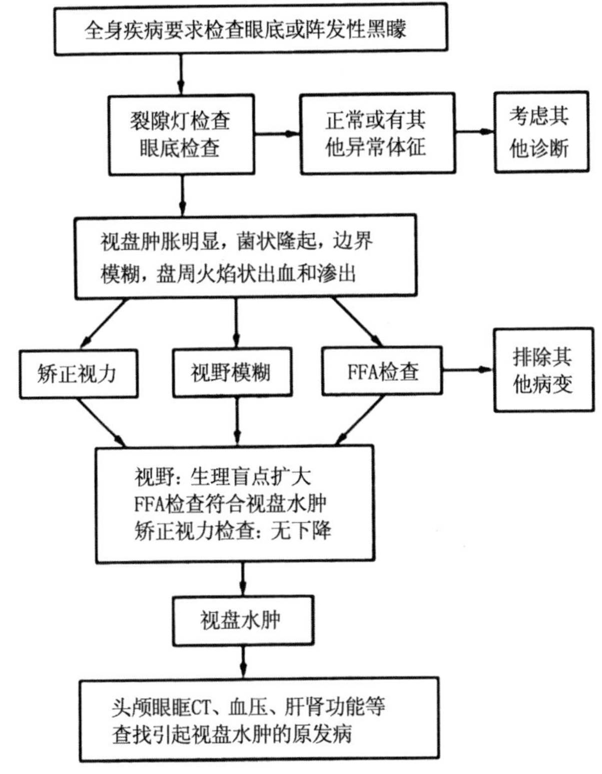

图 6-7 视盘水肿诊断流程

2.缺血性视神经病变

发病年龄多在 50 岁以上,突然发生无痛性、非进行性视力减退,早期视盘轻度肿胀,后期局限性苍白。视野检查:弓形暗点或扇形暗点与生理盲点相连。FFA 示视盘早期弱荧光或充盈缺损,晚期视盘强荧光。

3.视盘血管炎

视盘血管炎多见于年轻女性,视力轻度减退,视盘充血潮红,轻度隆起,乳头表面或边缘有小积血。视野可为生理盲点扩大。FFA 显示乳头表面毛细血管扩张渗漏明显。激素治疗效果好。

4.假性视盘炎

常双侧,视盘边界不清,色稍红,隆起轻,多不超过 2 D,无积血渗出,终身不变。视力正常,视野正常。FFA 正常。

5.高血压性视网膜病变

视力下降,视盘水肿稍轻,隆起度不太高,眼底积血及棉绒斑较多,遍布眼底各处,有动脉硬化征象,血压较高,无神经系统体征。

6.视网膜中央静脉阻塞

视力下降严重，发病年龄较大。视盘水肿轻微，静脉充盈、怒张迂曲严重，积血多，散布视网膜各处，多单侧发生。

三、治疗措施

(一)经典治疗

1.寻找病因及时治疗

在早期和中期进展时治疗能提高视力。

2.药物治疗

高渗脱水剂降低颅内压，如口服甘油、静脉注射甘露醇。辅助用能量合剂(ATP、辅酶A、肌苷等)、B族维生素类药物。

3.长期视盘水肿患者

经常检查视力及视野。

(二)新型治疗

不能去除病因，药物无效，在观察过程中发现视力开始减退、频繁的阵发性黑蒙发生，必须及时行视神经鞘减压术。

(三)治疗流程

治疗流程(图6-8)。

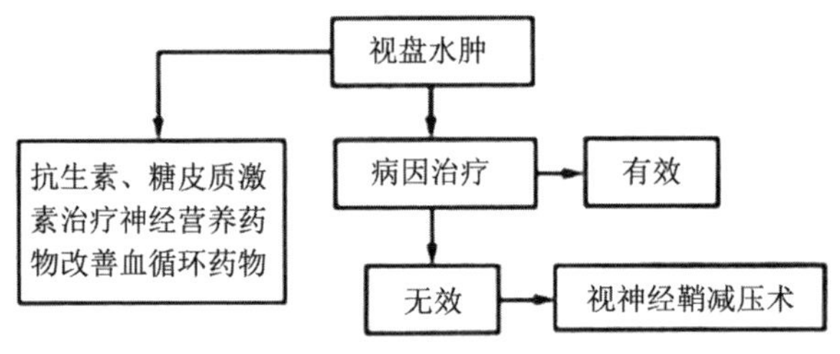

图6-8　视盘水肿治疗流程

四、预后评价

视盘水肿可逐渐加重，视力障碍发生较晚。病因及早去除，视盘水肿可于1～2个月内消失，预后良好。然而，长期严重的视盘水肿的预后很差。视盘水肿长期高于5 D以上对视功能威胁很大；视网膜静脉明显怒张、迂曲，视网膜上广泛大片积血以及棉绒斑的早期出现常表示视功能濒临危险关头，视网膜动脉明显狭窄变细表示视神经已经发生严重变化；视盘颜色变白表示视神经已经发生萎缩。

第五节　视路病变

一、概述

视交叉后视路病变不常见，包括视束病变、外侧膝状体病、视放射病变、枕叶皮质病变。瞳孔反射纤维在视束中伴行，外侧膝状体之前离开视路进入E-W缩瞳核。

二、诊断思路

（一）病史要点

双眼同时视力下降，双眼同侧视野缺损，伴有颅内各种症状。

（二）查体要点

眼部检查正常，视束、外侧膝状体病变者病程长时可见视神经萎缩。

瞳孔改变表示病变位于视束，表现为Wernicke偏盲性瞳孔强直。外侧膝状体以上的视路损害瞳孔反应正常。

1.视束病变

同侧偏盲和下行性视神经萎缩。视束前2/3病变可导致瞳孔改变。视束前部分病变多由于垂体疾病所引起，常伴有垂体疾病的各种症状。后部分病变则可见锥体束损害的症状，如对侧偏瘫和不全麻痹。视束下方有第Ⅲ、Ⅳ、Ⅴ、Ⅵ对等脑神经，故有时可能伴有这些神经的损害。病因多为附近组织疾病的影响，如炎症、肿瘤、脱髓鞘性疾病。

2.外侧膝状体及其以上损害

共同特征为：同侧偏盲、瞳孔反应正常、眼底无视神经萎缩。伴有脑部症状。

（1）外侧膝状体病：视野改变特征为一致性同侧偏盲或同侧象限盲，常伴有黄斑回避。但视野缺损无定位诊断依据。

（2）视放射病变：放射神经纤维病变多发生于内囊部。由血管病变或肿瘤引起，视野改变特征：一致性同侧偏盲，可有黄斑回避，可出现颞侧月牙形视野缺损（图6-9、图6-10）。

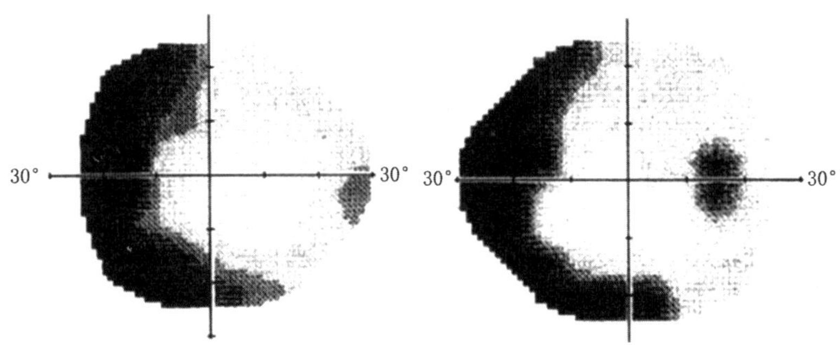

图 6-9 视放射后部损伤视野

双颞侧月牙形视野缺损

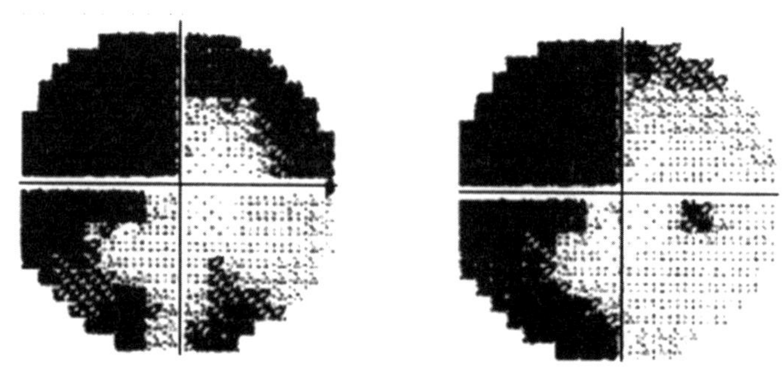

图 6-10 视放射损伤视野

双眼同侧偏盲

视放射病变包括以下几种。①内囊病变:表现为同侧偏盲。②颞叶病变:病变累及视放射下部纤维,可引起病灶对侧的视野的双眼上象限同侧偏盲。一般由于颞叶后部病变。③顶叶病变:病变累及视放射上部纤维,可引起病灶对侧的视野的双眼下象限同侧偏盲。

3.枕叶皮质病变

视中枢位于两侧大脑枕叶皮质的纹状区。最常见的病因为血管性疾病,其次为肿瘤和外伤。视野表现为同侧偏盲并伴有黄斑回避。

(1)距状裂前部受损:病变对侧眼的颞侧月牙形视野缺损。

(2)距状裂中部受损:同侧偏盲伴有黄斑回避,还有病变对侧眼的颞侧月牙形视野缺损。

(3)距状裂后部受损:同侧偏盲性中心暗点。

(4)皮质盲:是由枕叶(距状裂皮质)广泛受损引起,表现为双眼全盲,但瞳孔对光反射依然存在,视盘无异常。常见病因为血管性障碍,其次有炎症、外伤等。

(5)黄斑回避:一般发生在外侧膝状体以上的视路损害。在同侧偏盲的患者中其视野内的中央注视区可保留有1°～3°的视觉功能区。发生机制不清。

(三)辅助检查

1.必做检查

(1)视野:损害的对侧的双眼同侧偏盲,外侧膝状体以上的视路损害可见黄斑回避。

(2)头颅眼眶CT、MRI:检查显示局部肿瘤、积血或血管改变。

2.选做检查

DSA:可发现脑血管病变。

(四)诊断步骤

诊断步骤(图6-11)。

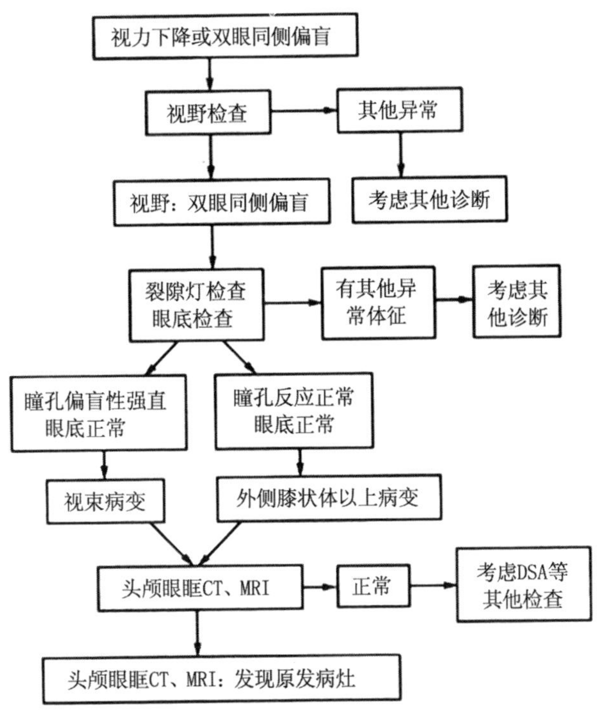

图6-11　**视路病变诊断流程**

三、治疗措施

原发病治疗,尽早发现和手术摘除肿瘤。视神经萎缩发生后视功能恢复较难。

四、预后评价

视神经萎缩发生后视功能恢复较难。

第六节 视交叉病变

一、概述

视交叉位于鞍隔上方，其后缘为第三脑室，漏斗隐窝下方为垂体，位于颅底的蝶鞍内。

病因：蝶鞍部占位性病变为多见原因。①垂体瘤、颅咽管瘤、鞍结节脑膜瘤、大脑前动脉血管瘤、颈内动脉瘤等。②个别病例由第三脑室肿瘤、视交叉部蛛网膜炎、神经胶质瘤、脑积水等引起。

二、诊断思路

(一)病史要点

(1)视力渐进性减退，而早期眼底无异常，易误诊为球后视神经炎。

(2)视野缺损，如双颞侧偏盲为重要体征。

(3)可伴有全身症状或全身疾病病史。

(二)查体要点

1.眼部检查

眼部检查多为正常，有时可见视神经萎缩或视盘水肿。

2.瞳孔改变

瞳孔改变如双侧偏盲性瞳孔强直。

3.垂体肿瘤

垂体肿瘤常伴有肥胖，性功能减退，男性无须，女性月经失调等。

4.后部损害

多为第二脑室疾病所致；下部损害，多为垂体肿瘤和颅咽管瘤所致；前面损害，蝶窦后壁病变如骨瘤或脑膜瘤所致；上部损害，多为 Willis 血管环或大脑前动脉血管瘤所致；外侧面损害，少见，颈内动脉瘤、颈内动脉硬化所致；视交叉本身损害，少见，外伤或视交叉神经胶质瘤所致。

(三)辅助检查

1.必做检查

(1)视野检查：鞍上肿瘤视野改变不规整。垂体肿瘤可见双颞侧偏盲（图 6-12）。

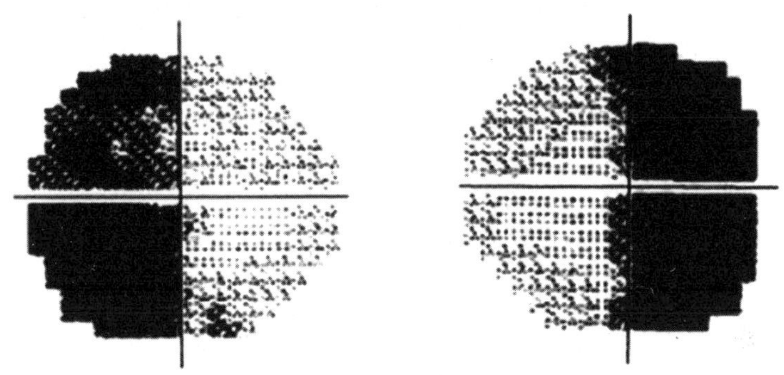

图 6-12 脑垂体瘤病例视野

双颞侧偏盲

(2)CT、MRI 检查：显示局部肿瘤、局部骨质破坏，颅咽管瘤常显示钙化斑。

2.选做检查

(1)DSA 可发现脑血管病变。

(2)垂体内分泌功能检查。

(四)诊断步骤

诊断步骤(图 6-13)。

三、治疗措施

(一)经典治疗

尽早发现和手术摘除肿瘤。视神经萎缩发生后视功能恢复较难。

(二)治疗流程

治疗流程(图 6-14)。

四、预后评价

视神经萎缩发生后视功能恢复较难。

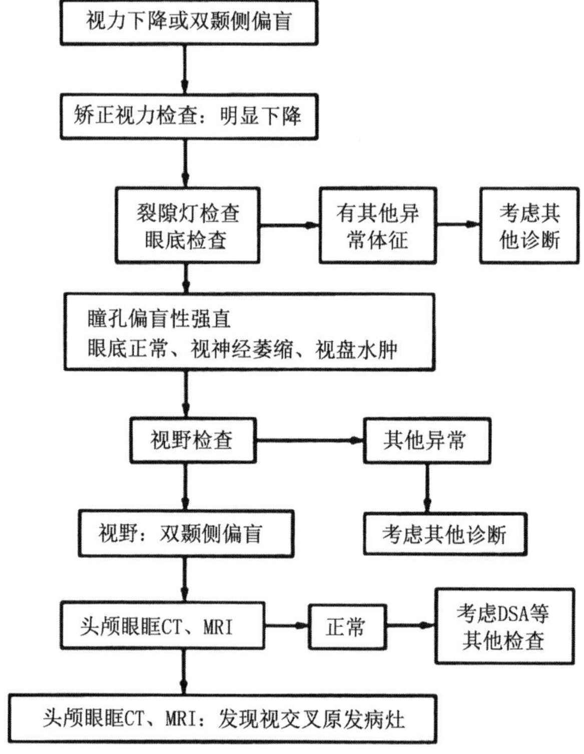

图 6-13　视交叉病变诊断流程

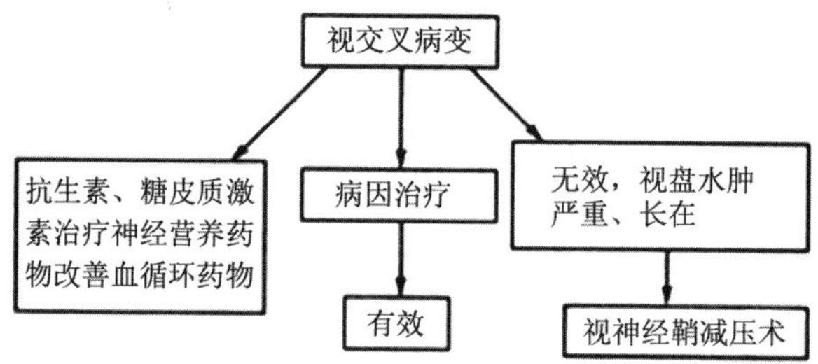

图 6-14　视交叉病变治疗流程

第七章 白内障

第一节 老年性白内障

老年性白内障即年龄相关性白内障，是指中老年开始发生的晶状体混浊，随着年龄增加，患病率明显增高。由于其主要发生于老年人，以往习惯称之为老年性白内障。本病的发生与环境、营养、代谢和遗传等多种因素有关。

一、病因

白内障的发生是多种因素综合作用的结果，比如放射和自由基损伤；营养物质、化学物质缺乏和抗生素的使用；葡萄糖、半乳糖等代谢障碍；脂质过氧化产物损伤等。此外，其他因素如衰老、遗传基因等因素也是一个重要方面。其中最具有普遍意义的环节便是氧化损伤。

二、临床表现

（一）症状

1.视力减退

视力减退的程度与晶状体混浊的程度与部位有关。眼部不充血，无肿痛及刺激症状。患者往往自觉视力逐渐下降，严重者仅有眼前手动或光感。

2.单眼复视或多视

由于晶状体纤维肿胀、断裂、变性及晶状体核硬化变形、屈光力改变，造成棱镜样作用，出现单眼复视或多视。

3.近视

由于晶状体吸收水分后体积增加，屈光力增强，核部屈光力增高，可出现近视现象,患者自觉老视程度减轻,视远方时需佩戴近视眼镜或原有近视度加重。

4.飞蚊症

如瞳孔区的晶状体有点状混浊,可在眼前出现点、片状阴影,其位置固定不变,而玻璃体混浊的阴影则是经常飘浮不固定的,并随眼球转动而飘动。

5.虹视

晶状体吸收水分后,不规则纤维肿胀致注视灯光时有五彩晕轮,此时需与青光眼及结膜炎所致的虹视相鉴别。

6.夜盲、昼盲或色觉异常

部分患者因白内障位于周边而发生夜盲,位于中央可致昼盲,由于硬化之晶状体核吸收短波光线,可引起紫色及青蓝色色觉障碍,而晶状体摘除后,患者短期内可有蓝视等现象。

(二)体征

白内障的体征根据眼科专科检查所见晶状体混浊形态的临床表现,可分为如下 3 型。

1.老年性皮质性白内障

这是临床上最为常见的类型,按其发展过程可分为初发期、膨胀期、成熟期和过熟期。

(1)初发期。在裂隙灯显微镜下可见晶状体赤道部皮质有空泡、水裂和板层分离等晶状吸水后的水化现象。水裂以后发展为辐轮状混浊。可以保持多年不变,亦可迅速发展。

楔形混浊是老年性皮质性白内障最常见的混浊形态,其基底朝周边,尖向中央,呈辐射排列,如果散瞳检查、透照眼底红光反射,能看到辐轮状、楔形或花环样阴影。只有当楔形尖端发展到瞳孔区,视力才受到影响,一般位于晶状体周边部的混浊,可以多年不影响视力。

(2)膨胀期或未成熟期:晶状体混浊继续加重,原有的楔形混浊向瞳孔区发展并互相融合,视力显著下降。由于渗透压改变,晶状体吸收水分,体积膨胀、增大,前房变浅,少数患者可以诱发急性青光眼,此时裂隙灯显微镜检查可见空泡、水裂和板层分离。因晶状体前囊下仍有透明皮质,斜照法检查仍可见虹膜投影。此期可以持续数月至数年不等。做散瞳检查时应慎重,一旦发生继发性青光眼,必须及时摘除膨胀的晶状体。

(3)成熟期:晶状体经膨胀期以后逐渐致完全混浊,膨胀消退,前房深度恢复正常。裂隙灯显微镜下可见晶状体内水分溢出,混浊已到达囊膜下,斜照法检查虹膜投影为阴性。部分患者可见前囊膜表面有白色斑点或皮质钙化。患者视力高度障碍，只存手动或光感。临床上此期为最佳手术时机。

(4)过熟期：成熟白内障久不手术摘除，晶状体逐渐脱水，体积缩小，前房加深，虹膜震颤，皮质乳化，核下沉，此时视力可好转，晶状体囊膜更脆、皱缩、通透性增加或自行破裂，溶解的晶状体皮质可呈现闪光的特点和胆固醇结晶，称为Morgangnian白内障。晶状体核可以脱位到前房和玻璃体内，伴随晶状体的蛋白颗粒游移到前方，组织碎片积聚于前房角，阻塞小梁网，引起的继发性青光眼称为晶状体溶解性青光眼。同时进入前房的晶状体物质具有抗原性，可诱发自身免疫反应，导致严重的前葡萄膜炎－晶状体过敏性眼内炎。上述两种并发症药物治疗一般无效，采用手术摘除白内障是唯一有效的治疗措施。

2.老年性核性白内障

发病年龄较早、进展较慢，没有明显分期。核混浊从胚胎核或成人核开始，初起时核呈黄色混浊，以后逐渐为浅黄色、浅红或浅黑色，由于核密度增加致屈光指数增加而产生核性近视，可达5～10个屈光度。因晶状体周边部屈光力不变，所以在瞳孔扩大与不扩大时，视力程度不同。

3.老年性后囊下白内障

早期在晶状体后核部囊下皮质呈棕黄色混浊，形如茶盘，故又名盘状白内障。裂隙灯显微镜下，外观如锅巴样，混浊呈细小点、小空泡和结晶样颗粒。早期视力受影响是因为混浊位于视轴区，而晶状体皮质和核保持透明，后期合并核性或皮质性白内障，才发展为成熟白内障。

（三）常见并发症

(1)继发青光眼。

(2)继发葡萄膜－晶状体过敏性眼内炎，多发生在过熟期白内障。

(3)晶状体脱位，整个晶状体可进入玻璃体腔内或瞳孔区。

(4)白内障手术后并发症有后发性白内障、继发青光眼、眼内炎、虹膜睫状体炎、继发视网膜脱离、眼内出血以及人工晶体植入后的偏位、脱出、下沉、角膜水肿、炎症等。

三、实验室和其他辅助检查

（一）视力检查

远、近视力，指数、手动或光感、光定位的检查记录。

(二)斜照法检查

斜照虹膜(瞳孔)、晶状体,如虹膜投影消失则为白内障已成熟,如阳性则晶状体仍有透明皮质。

(三)透照法检查

当瞳孔散大,通过透照,由眼底红光反射,可见晶状体早期的楔形或花环样混浊。

(四)裂隙灯显微镜

眼前段、晶状体前后囊及皮质、核的混浊均可使用裂隙灯显微镜检查。

(五)血压、眼压的检查

参见相关标准。

(六)色觉检查

如红绿色难辨或辨认不清,往往提示手术后视力仍可能不能改善。

四、诊断要点

(一)年龄

患者在50岁以上。

(二)视力

视力渐降,视物昏蒙或眼前黑影。

(三)症状

眼部无充血,无痛无肿,可有黑花飞舞。

(四)体征

(1)外观端好,瞳孔、眼底均未见异常。

(2)晶状体呈不同程度混浊,有的甚至完全混浊。

(3)视力仅存光感时,光定位检测,红绿色觉正常,眼压正常。

(4)排除全身及局部外伤、感染、中毒及其他因素所致白内障。

五、鉴别诊断

根据年龄、病史、症状及局部检查晶状体混浊体征,较容易明确诊断,但对其他类型的白内障及其并发症必须鉴别。

(一)外伤性白内障

有外伤史或眼局部伤。

(二)发育性白内障

年龄不符或晶状体混浊多呈现点状、局限性、较小,不发展或不影响视力。

(三)糖尿病性白内障

有血糖升高病史或伴相关糖尿病性眼底改变。

(四)老年性晶状体核硬化

是晶状体老化现象、多不影响视力,从形态上透照法检查眼底可见核硬化为均匀红光,而核性白内障者可见核呈不均匀圆形暗影。

(五)中毒性白内障

常见有三硝基甲苯(TNT)、二硝基酚、萘、氯丙嗪等,可通过病史及晶状体混浊形态相鉴别。

(六)并发性白内障

由眼局部炎症,肿瘤、感染等原因所引起白内障均可见眼局部病灶体征;由全身因素如药物、肌强直性,低血钙性白内障及先天遗传因素等均有相关病史。老年性膨胀期的白内障常与青光眼发作混淆,二者可同时存在,也可先后发病,无论青光眼并发白内障,还是膨胀期白内障继发青光眼,均应及时考虑行白内障摘除为安全。

(七)葡萄膜炎

老年性皮质性白内障的过熟期如因继发葡萄膜炎常需与葡萄膜炎相鉴别,前者前段检查可见晶状体缩小、核下沉或晶状体囊膜破裂,前房内可见游离晶状体蛋白物质体葡萄膜炎症;后者往往晶状体形态完整。

六、治疗

(一)药物治疗

在药物治疗方面,通过多年的临床与实验研究,人们针对白内障病因机制的几种学说,提出了相应的药物,主要以滴眼液为主,针对早期白内障或不适合手术的患者,进行临床试用。

1.辅助营养类药物

如维生素 E、核黄素、利眼明等。

2.与醌型学说有关的药物

根据生化与药理实验研究发现老年性白内障患者色氨酸、酪氨酸等代谢异常,尿也可分离出其代谢异常产物——醌亚氨酸,而此物质可以诱发老年性白内障的发生。根据"醌型学说"理论,认为对晶状体使用可溶性蛋白质亲和力比醌体还强的物质可以使其不发生变性,从而防止白内障的发生。如法可林、吡诺克辛等。

3.抗氧化损伤类药物

在晶状体代谢中可产生活性氧而氧化损伤,因老年晶状体中一些与氧化有关的酶活性下降,谷胱甘肽的浓度也较年轻人低,当晶状体细胞膜被氧化损伤后,通透性发生改变,晶状体蛋白变性而发生混浊。如谷胱甘肽等。

4.其他抗白内障药物

改善新陈代谢,调整囊膜通透性药物,如腮腺素、视明露等眼药水。

(二)手术治疗

手术治疗是治疗白内障的最基本、最有效的方法。目前主要采用白内障超声乳化联合人工晶体植入技术。

第二节　代谢性白内障

许多全身性疾病,特别是内分泌障碍性疾病,多合并不同类型的白内障,即代谢性白内障。内环境生化异常导致白内障形成,在先天性代谢异常情况下更为常见。因此,对于与代谢疾病有关的白内障的认识,不仅是眼科,而且对整个临床取证及鉴别诊断均具有重要的意义。

一、病因

根据各种代谢紊乱可将代谢性白内障分为以下几种病因。

(一)糖尿病性白内障

糖尿病性白内障指并发于糖尿病患者的晶状体混浊。临床分为两种,一种为合并老年性皮质型白内障,一种为真性糖尿病性白内障。临床上比较少见,一般来说,以中青年糖尿病患者发病最高。而对于中年以后发生的白内障,很难在糖尿病因素和老年因素之间做出准确鉴别。但在形态学上，有很多证据支持这样一种现象，即糖尿病因素可以使老年性白内障提早出现或加速其发展。

糖尿病性白内障发生机制至今尚无最后定论，但对实验性糖尿病性白内障动物模型进行深入研究发现，晶状体内糖代谢紊乱，使白内障形成的重要生化和病理基础。晶状体通过四个代谢通路利用葡萄糖，其中三个通路（糖酵解、戊糖之路、三羧酸循环）取决于由葡萄糖向 6-磷酸葡萄糖转化，由己糖激酶催化。作为补充代谢通路，在醛糖还原酶催化下，使葡萄糖转化成山梨醇，山梨醇在多元醇脱氢酶催化下，进一步生成果糖。在正常情况下，由于己糖激酶较醛糖还原酶的活性高，山梨醇通路几乎不发挥作用。而在糖尿病患者中，血糖水平增高，通过房水迅速扩散到晶状体内，使己糖激酶活性达到饱和，并激活醛糖还原酶，过多的葡萄糖则通过山梨醇通路转化成山梨醇和果糖。这类糖醇一旦在晶状体内产生，使不易通过囊膜渗出，从而造成山梨醇在晶状体内积聚，增加了晶状体的渗透压。过多水分进入晶状体以维持渗透性平衡，结果形成囊泡，水隙和板层分离等一系列病理改变。这一过程如进一步加重，则个别晶状体纤维破裂，钠离子释放进入晶状体，引起进一步吸水。同时，晶状体内成分外漏，使钾、谷胱甘肽、氨基酸和小分子蛋白部分丧失，一次产生皮质和核混浊。

（二）半乳糖性白内障

半乳糖性白内障与半乳糖代谢异常有关。半乳糖和葡萄糖同为乳糖代谢产物，半乳糖在半乳糖激酶催化下变成 1-磷酸半乳糖，后者在磷酸半乳糖尿苷转化酶的催化下，同尿苷二磷酸葡萄糖反应，形成尿苷二磷酸半乳糖和磷酸葡萄糖，参与糖酵解和三羧酸循环等能量代谢。典型的半乳糖血症是由于半乳糖尿苷转移酶缺乏引起的。此酶缺乏，阻碍半乳糖衍生物向葡萄糖衍生物正常转化。在醛糖还原酶的催化下，通过旁路代谢形成甜醇。同山梨醇一样，不能透过细胞膜，引起晶状体纤维渗透性膨胀，从而导致晶状体水化、混浊。据统计，妊娠妇女此酶缺乏时，如对半乳糖不加限制，则 75% 婴儿将合并有白内障，患病新儿，最初几天内用裂隙灯即可见白内障形成，且可以是本病最早期症状。典型的半乳糖性白内障，是在前后囊膜下出现簇状分布的水滴样混浊，如不进行全身治疗，混浊范围逐渐扩大并加重，最后形成绕核性白内障。

（三）低钙性白内障

低钙性白内障常合并婴儿期肌强直、甲状旁腺功能不全，或其他年龄组的佝偻病。肌强直是一种遗传性退变性疾病，病因尚未十分明了。其发病可能与多种分泌功能失调有关。而甲状旁腺功能不全引起的晶状体变化，主要出现在甲状旁腺摘除后所引起的明显手足搐搦症患者。两者形态学上有共同特点，在囊膜下可见散在或密集分布的点状混浊，时而又夹杂天蓝色结晶样反光颗粒；甲状旁腺摘除后的手足搐搦症在皮质浅层出现形似鱼骨样放射条纹状混浊，更具特点。本病早期轻度白内障时并不影响视力，并可长期保持稳定不变；晚期则混浊逐渐加重，形态学上又各种复杂的表现形似，可发展为全白内障。

（四）营养障碍性白内障

营养障碍性白内障意指晶状体混浊性变化与特定的营养成分缺乏直接相关。给实验动物以缺乏氨基酸或缺乏维生素的饮食饲养，很容易诱发产生白内障。微量元素铁、铜、锌、锰、硒是各种抗氧化酶的成分。在动物试验中，硒长期严重缺乏引起白内障已有充分的证据。核黄素是 FAD 辅助因子的前体，是 GR 酶的必需部分。在实验性核黄素缺乏症中可发现白内障，但是人类白内障中核黄素缺乏的作用还没有确定。维生素 C 是水溶性抗氧化剂，维生素 E 和胡萝卜素是亲脂性抗氧化剂。尽管缺乏实验动物白内障与其相关的直接证据，但就其可以减轻各种因素引起的氧化损伤的病理结果，建议常规补充一定量的维生素 E和维生素 C，对于确保晶状体免受氧化损伤是有益的。但应该指出，这些物质中没有任何一种能够恢复晶状体混浊区的透明性，而且任何化学物质的大剂量应用都是危险的。尽管人类对某种营养成分缺乏有较大耐受性，但已有证据表明，神经性厌食可导致肉眼可见的囊膜下混浊；而长期大量饮酒导致早期囊膜下白内障发生亦不为罕见。以上情况，从预后的严重程度来讲，同全身严重营养不良状态比较，远不具更多的临床意义，因此常不引起人们的注意。

（五）Wilson 病合并晶状体混浊

Wilson 病即肝豆状核变性，临床上并非罕见。本病系由于进行性的铜代谢障碍而引起脑内基底节的壳核和豆状核软化变性，常合并肝硬化。角膜色素环为本病咽部特征性改变之一。典型色素环出现在角膜内弹力膜下，距缘部尚有一透明区，呈铜锈的橙绿色调，形成规整的环形。

（六）其他代谢疾病

除以上所列特殊情况外，尚有许多代谢性疾病可以引起白内障。其中大多数以综合征形式出现。临床上常见的有：新生儿低血糖症、氨基酸尿症、高胱氨酸尿症、Fabry 病（先天性半乳糖苷酶缺乏症）、6-磷酸葡萄糖脱氢酶缺乏症、Hurler 病（黏多糖病第 2 型）、Lowe 综合征、Fanconi 综合征等。此外，慢性肾功能不全也当属此列。以上病症，临床均比较少见，多数遗传性疾病，且常伴有严重的心、脑、肾功能障碍。相比之下，眼部表现，特别是白内障改变，作为附属体征，常不被人们摆到应有的重视程度。

二、临床表现

（一）症状

视力障碍是各类白内障的共同症状。糖尿病性白内障一般有糖尿病史，多为双眼视力不同程度下降，眼前飞蚊或伴闪光感。其他类型白内障因病史不同而有不同临床表现。代谢性白内障多发生于老年者，与老年性白内障相似，只是发病率较高，发生较早，进展较快，容易成熟，此型多见。真性糖尿病性白内障多发生于严重的青少年糖尿病（1 型）患者。多为双眼发病，发展迅速，甚至可于数天、数周或数月内发展为晶状体完全混浊。开始时在前后囊下出现典型的白点状或雪片状混浊，迅速扩展为完全性白内障。常伴有屈光变化，血糖升高时，血液内无机盐含量减少，渗透压降低，房水渗入晶状体内，使之变凸形成近视；血糖降低时，晶状体内水分渗出，晶状体变扁平形成远视。

（二）体征

1.糖尿病性白内障

糖尿病性白内障是从密集的囊下小空泡形成开始。在年轻的患者中，这些小空泡迅速发展成典型灰色斑片混浊，在前后囊膜下皮质前层，并随病情发展使晶状体全面混浊，年龄较大患者则进展缓慢。这一过程特征性病理变化是基质高度水肿，水隙大量形成，晶状体体积因膨胀而增大。在任何一糖尿病患者，尤为年轻人无论是否存在晶状体混浊，血糖迅速增高可导致明显近视，而如将血糖迅速降至正常，则可产生远视。这些变化可在数天内达到高峰，而恢复到正常屈光状态则需要数周时间。

2.半乳糖性白内障

半乳糖性白内障为常染色体隐性遗传，由于患儿缺乏半乳糖-1-磷酸尿苷转移酶和半乳糖激酶，使半乳糖在体内积聚无法转化成葡萄糖，却被醛糖还原酶还原为半乳糖醇。醇的渗透性很强，又不能透过细胞膜，引起晶状体纤维渗透性肿胀，而导致晶状体水化、混浊。较为典型的是前后囊膜下出现簇状分布的水滴样混浊，如不治疗，最后形成绕核性白内障。

3.低钙性白内障

由于血清钙过低引起，较易合并婴儿期肌强直，其他年龄组佝偻病或甲状旁腺功能不全。肌强直与内分泌失调有关,为遗传性退变性疾病。甲状旁腺功能不全主要表现为甲状旁腺摘除后的明显手足搐搦症。两者共同可见囊膜下散在或密集分布的点状混浊,时而有天蓝色结晶样反光颗粒夹杂其间,甲状旁腺摘除后的手足搐搦症在皮质浅层可见鱼骨样放射条纹混浊。本病早期轻度时并不影响视力,晚期混浊加重,可发展为全白内障。

4.营养障碍性白内障

有许多代谢性疾病可以引起白内障,临床常伴有严重的心、脑、肾功能障碍占相比之下,眼部表现,特别是白内障改变,作为附属体征,常常不被人们摆到应有的重视程度。

5.Wilson 病合并晶状体混浊

常见于晶状体前囊下区域出现局限混浊,混浊呈明亮色彩,葵花样分布,通常为红色,对视力一般不产生影响。就其本质而言,它代表了金属铜离子在这一部位的沉积,而并非晶状体本身的混浊。

三、诊断要点

(1)糖尿病性白内障多双眼同时发病,进展迅速,由密集的囊下小空泡发展为前后囊膜下皮质浅层的灰白色斑点状混浊,终至晶状体全混浊。患者有屈光改变,受血糖影响。

(2)半乳糖性白内障典型表现是前后囊膜呈簇状水滴样混浊,进行发展后形成绕核性白内障。

(3)低钙性白内障混浊为囊膜下夹有彩色结晶的点状混浊,可进行性发展。婴幼儿易引起板层混浊。

(4)营养代谢性白内障多见于各种维生素的缺乏,以及微量元素(铜、硒、锌等)在体内的异常积聚。

(5)肝豆状核变性多由于进行性的铜代谢障碍而引起脑内基底节的壳核和豆状核软化变。

四、实验室和其他辅助检查

(一)视力检查

应分别检查双眼远、近视力,以大致估计白内障所致视力损害程度。对视力低下者,应例行光感、光定位、色觉检查。在暗室内,遮盖健眼,患眼前 5 m 持一蜡烛光源,让患者辨别出烛光是否存在以确定是否有光感,尔后从不同的九个方向,测定其个方向的光的定位能力(患眼始终正视前方)。最后以红、绿玻片置于眼前,确定辨色能力是否正常。双点光源分辨试验,即辨别眼前相距很近的两个点光源的能力,对于判断视网膜功能亦有很重要的意义。一旦发现视力结果无法用白内障程度解释时应作进一步特殊检查。视力检查一般是在高对比度下进行的,并不代表低对比度下和视近处物体的视力。比如,一个视力检查结果很满意的患者,有可能在夜间驾驶时视力显得力不从心。

对视力检查结果的评价,需结合患者的职业、受教育程度、经济条件甚至社会人文环境来进行。欧美国家以 Snellen 视力表测试作为评价视功能的标准。大多数临床医师认为 Snellen 视力 20/40 或更好是好视力。美国大多数州允许视力 20/40 或更佳的人驾驶机动车,而老年人最佳矫正视力低于 20/40 不允许驾驶。因此,在美国,大多数矫正视力在 0.5,甚至 0.5 以上的白内障患者迫切要求手术已不足为奇。对于轻度或中等程度的白内障,作准确的视野检查,必要时行 Ammsler 屏检查,以确定是否有中心暗点或视物变形,对于提示可能同时存在的青光眼或其他眼底病是极有意义的。周边视野也可通过数指法大致确定,一般说来,除非视力极度低下(如成熟期白内障),应能在固视点周围 45°范围内作准确数指。

(二)视野检查

对于轻度或中度白内障患者,准确的视野检查可以确定有无中心暗点或视物变形,对青光眼和其他同时存在的眼底病诊断具有非常重要的意义。

1.视觉电生理检查

视网膜电流图(ERG)对于评价黄斑部视网膜功能具有重要价值。闪光 ERG(FERG)可用于低视力眼的检查。闪光 VEP(FVEP)反映视路传导和视皮质功能,黄斑部病变和视神经损害时,其振幅均降低。FVEP 是屈光间质混浊时检查视功能的理想方法。临床上可将两种检查结合起来预测术后视力。

2.晶状体核硬度分级

主要是根据裂隙灯检查结果,根据其核颜色进行判断之后分为 5 级,来确定其属于哪种类型的白内障,以及选择适合超声乳化手术的核硬度的白内障,并确保手术顺利。这 5 级分别是:一级(软核),透明或灰白色;二级(软核),灰或灰黄色;三级(中等硬度核),黄色或浅棕黄色,是超声乳化最主要的适应证;四级(硬核),深黄或琥珀色;五级(极硬核),棕褐色或黑色,不宜做超声乳化手术。

(三)斜照法检查

斜照虹膜(瞳孔)、晶状体如虹膜投影消失则为白内障已成熟,如阳性则晶状体仍有透明皮质。

(四)透照法检查

当瞳孔散大,通过透照,由眼底红光反射,可见晶状体早期的楔形或花环样混浊,则提示白内障。

(五)裂隙灯显微镜

裂隙灯显微镜对正常晶状体及白内障的检查方法主要有如下几种。

1.弥散光照明法

用于检查前后囊膜表面或较明显的混浊。

2.后照法

主要用于观察前囊膜改变。直接后照明也可明显勾勒出后囊膜及后皮质区内混浊轮廓。应用镜面反射法,则可对前囊膜混浊、隆起及凹陷做出判断,即出现所谓鱼皮样粗糙面上的黑色斑。同时亦可根据囊膜表面发光色彩推测白内障发展程度。

3.直接焦点照明

即光学切面检查法。可明显显示晶状体内光学不连续区。在前囊膜和分离带之间存在一真正的光学空虚区,代表由上皮最新形成的纤维。这一空虚区如消失,往往是晶状体代谢变化或白内障形成最早出现的征象之一。

(六)眼压的检查

测定眼内压并非绝对必要,但术前了解眼内压,判断是否存在继发于膨胀期白内障、晶状体溶解、晶状体半脱位、葡萄膜炎、进行性房角狭窄等的青光眼,进而决定采取何种术式,可提供重要参考,特别是人工晶状体植入术前,更应对青光眼因素对手术可能产生的影响做出明确的判断。

检查方法包括指测法、眼压记测量法等。

1.指测法

让被检者向下看,检者用两手示指在上睑上部外面交替轻压眼球,检查双眼,以便对比两眼的眼压,眼压高者触之较硬,眼压低者触之柔软,也可和正常的眼压相比较。此法可大概估计眼压的高低,所得结果可记录为正常、较高、很高、稍低或很低。

2.眼压计测量法

修兹(压陷式)眼压计测量法,为常用的测量法,测量前应先向被检者做适当的说明,取得被检者的合作,然后让被检者仰卧,两眼滴 0.5%丁卡因溶液 2～3

次面部麻醉。

(1)测量前应校正眼压计(把眼压计竖立在小圆试板上,指针指向零度时方为准确),用75%的乙醇消毒眼压计足板,等乙醇干后即可使用。

(2)检查时被检者两眼自然睁开,向天花板或某一固定目标点(常用被检者自己的手指)直视,勿转动,检者用左手指轻轻分开上、下眼睑并固定在上、下眶缘,切勿压迫眼球,右手持眼压计的把手,将眼压计垂直下放,将足板轻轻放在角膜正中央(使眼压计自身重量完全压在角膜上,但注意切不可施加任何其他压力),迅速记录眼压计指针所指刻度,将此刻度对照眼压计换算表,查出眼压值。此种眼压计一般有3种不同重量的砝码5.5 g、7.5 g及10 g。通常先用5.5 g检查,如指针刻度<3,则应加重砝码重测,一般先后测5.5 g及10 g两个砝码,以便相互核对及校正眼压。

(3)测完后滴抗生素眼药水,拭净眼压计足板。记录方法一般以眼压计的砝码为分子,指针所指的刻度为分母,即眼压计砝码/指针所指的刻度－眼压值,如5.5/4－2.75 kPa(20.55 mmHg)。此种眼压计测得的正常眼压为1.36～2.77 kPa(10～21 mmHg)。低于1.36 kPa(10 mmHg)者为低眼压,超过2.77 kPa(21 mmHg)时。经多次测量时仍高者,应做排除青光眼的检查。

检查目的:如晶状体囊膜破裂,晶状体皮质落入前房阻塞房角,使之房水引流发生障碍,导致眼压增高。如挫伤眼内睫状体,房角受损也会眼压发生变化,从而发生继发性青光眼。

(七)色觉检查

如红绿色难辨或辨认不清,往往提示手术后视力仍可能不能改善。

(八)虹膜新月影投照试验

这是检查白内障成熟程度最简单易行的方法。从集中光源自测面照射于瞳孔区,如白内障已形成、则由于光反射面使瞳孔区呈白色的反光。如果混浊已扩展到前囊膜(成熟期白内障),则白色反光区与瞳孔应相一致,视为虹膜新月影投照试验阴性;反之,如混浊处于晶状体某一定深度(未成熟白内障),则由于混浊层次与瞳孔平面尚有一定厚度的透明皮质,因此,当自侧方投照时,与光照方向同侧瞳孔缘内形成的阴影,以典型的新月姿态,投映在晶状体混浊背景上。新月影程度与白内障成熟程度成反比。虹膜新月影投照试验阳性代表进展期白内障,阴性代表成熟期白内障。对于晶状体局限性混浊及周边部混浊,本方法将失去诊断价值。

检眼镜可用于晶状体混浊的探测，用直接检眼镜＋10D透镜，以后部反光照明法可在瞳孔红色反光背景下观察晶状体混浊形态。然而，单眼观察、有限的放大倍率，以及较短的工作距离，使得这种检查不足以对白内障进行分级、分类。间接检眼镜有时可用于评价包括晶状体在内的屈光间质混浊程度的工具，有经验的临床医师可从检查结果预测视力功能损害与白内障程度是否一致。

五、鉴别诊断

根据年龄、病史、症状及局部检查晶状体混浊体征，较容易明确诊断，但对其类型的白内障及其并发症必须鉴别。代谢性白内障常伴有各具特点的全身症状，其晶状体混浊虽不同，但大同小异，现分述如下。

(一)糖尿病性白内障与低钙性白内障鉴别

1.糖尿病性白内障

分为两种类型，即真性糖尿病性白内障和糖尿病患者的老年性白内障。一般来说，对于中年以后发生的白内障，很难在糖尿病因素和老年因素之间做出准确鉴别，但糖尿病患者的白内障要比同龄人早；典型的糖尿病症状“三多”即多饮、多尿和多食。病情严重可累及全身多个器官病变。真性糖尿病白内障多发于30岁以下的Ⅰ型糖尿病患者，晶状体混浊是以密集的囊膜下小空泡形成开始的，这些小空泡可迅速发展成典型的灰白色斑片状混浊，位于晶状体前膜下皮质浅层。

随着病情的发展，晶状体发生全混浊。在糖尿病患者，血糖的波动可引起晶状体屈光度的改变，血糖升高可导致近视，而将血糖降至正常，又可引起远视。

2.低钙性白内障

有甲状腺手术史或营养障碍史，血钙过低血磷升高；手足抽搐、肌肉痉挛、毛发脱落，骨质软化等典型症状；囊膜下散在的或密集分布的点状混浊，有时伴有蓝色结晶样反光颗粒。早期白内障不影响视力，晚期则混浊逐渐加重，当血钙下降至1.75 mmol/L以下时，混浊加速，重者在短期内可发展为完全混浊。婴幼儿者多为绕核性白内障。

(二)半乳性白内障与肝豆状核变性(Wilson病)鉴别

1.半乳糖性白内障

半乳糖性白内障为常染色体隐性遗传病，可在初生后数日或数周发生，多为绕核性白内障；新生儿出生后不久即可发生呕吐、腹泻、黄疸、肝脾大、生长发育迟缓，重者夭折；晶状体前囊膜下有油滴状混浊，如不治疗，晶状体混浊将逐渐扩

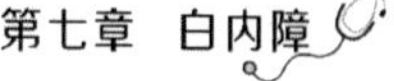

大为全白内障，部分可出现绕核性白内障。

2.肝豆状核变性(Wilson 病)

儿童或青少年期起病，开始为四肢震颤、肌张力增强，逐渐发展为言语不清、吞咽困难、肝功能不正常、肝硬化；由于过量的铜在眼部沉积，可在角膜上形成 K-F 环(Kayser-Fleisher)，表现为周边角膜后弹力层内形成宽 1～2 mm 褐色或蓝绿色环。铜在晶状体前囊膜沉积并在晶状体中央形成盘状或放射状混浊，形成类似于葵花样的内障，对视力影响不大。

六、并发症

糖尿病性视网膜病变主要并发于糖尿病性白内障，由于糖代谢发生紊乱，而导致全身各个器官，包括视网膜发生病变，眼底病变随糖尿病病程加长发病率逐年升高。也随病程加长而逐渐加重，增生型随病程加长而增多。有学者观察北京人病程 5 年以下者增生型竟占 17.1%，而病程在 10 年以上者上升至 45%或以上。如同时合并高血压和高脂血症，则眼底病变率增高。

七、治疗方法

(一)营养类药物

维生素类药物虽具有抗氧化作用，但许多报道将其列为营养因子，可能因人们通过饮食能够得到补充有关。维生素类药物对防治或延缓白内障的发生、发展有作用，大多数资料来自国外流行病学。由于他们采用的调查方法和收集人群的居住区域不同，其获得的结果难免不一致。但大多数资料认为长期服用维生素或维生素 C、维生素 E 等具有推迟白内障发生发展的作用。

1.维生素 C

(1)主要作用：维生素 C 具有抗氧化作用，能清除晶状体内自由基，通过抗氧化作用可升高血清中维生素 C 含量，从而延缓白内障发生、发展。加拿大和美国流行病学调查资料反映：单独使用人群可减少 50%～70%白内障手术。

(2)临床应用：饭后口服，每天 1 次，剂量为 144～290 mg。

2.维生素 B_2

(1)主要作用，核黄素具有很强的抗氧化作用，最新研究指出，它具有拮抗白内障的作用。

(2)临床应用，口服，英、美国家是每天服 16～74 mg。

3.维生素 E

(1)主要作用，本品具有很好的抗氧化作用，服用维生素 E 能提高血清中维生素 E 水平，减少核性或皮质性白内障发生、发展。

(2)临床应用，近年美国和意大利研究表明，接受白内障手术的患者，平常摄取的维生素 E 水平很低。长期服用 500 U/d，可减少白内障的发病率。

4.滴眼药物

(1)碘化钾 0.3 g，碘化钠 0.05 g，氯化钾 0.6 g，维生素 C 0.3 g，维生素 B_{10} 1 g，硼酸 1.1 g，硼砂 0.19 g，羧甲基纤维素钠 0.15 g，硫代硫酸钠 0.05 g，尼泊金 0.3 g，蒸馏水加至 1 000 mL。

主要作用：本品可增加眼的局部代谢，补充金属离子及维生素。

临床应用：点眼：每次 2～3 滴，每天 3～4 次，用于早期白内障。

(2)视明露(雪莲叶汁)：本品采用西印度群岛产的新鲜雪叶莲全草浸出液 20%和北美全梅叶的热水浸出液 50%为主要成分，再加甘油 20%，硼酸 5%混合而成的一种有焦糖味、呈黑褐色水溶液。

主要作用：可促进眼内组织血液循环、增强晶状体新陈代谢及促进晶状体混浊的吸收。

临床应用：滴眼每次 1～2 滴，每天 2～3 次，此药曾是美国应用最广的抗白内障药。

(3)昆布眼液：本品由中药昆布的提取液配制而成。

主要作用：具有软坚散结，促进晶状体混浊吸收及维持晶状体透明度的作用。

临床应用：滴眼每次 1～2 滴，每天 3～4 次，用于白内障的治疗。

5.仙诺林特或仙诺灵

本品是一种复合制剂，主要成分为从牛眼晶状体中提取的晶状体蛋白等与抗坏血酸、核黄素和碘化钾复合制剂。

主要作用：有人认为白内障成因之一是特殊的代谢产物细胞毒素所致，利用晶状体蛋白具有组织特异性，应用本品后，可在毒素尚未进入眼内时，先将其灭活，从而达到防治白内障的目的。

临床应用：片剂，饭后舌下含化，每次 1 片，每天 3 次，用于治疗各种白内障。

(二)防治糖尿病性白内障药物

1.醛糖还原酶抑制剂

Sorbinil。①主要作用，Sorbinil 是较强的醛糖和还原酶抑制剂。动物试验证明，每天口服 200～400 mg，可抑制晶状体醛糖还原酶的全部活性，改善晶状体纤维细胞内的高渗状况，防治晶状体蛋白聚合物增加。②临床应用，1%滴眼液每次 2～3 滴，每天 3～4 次。用于糖尿病性白内障。

Pyrazinoylguanidine(PZG)。①主要作用，PZG 也是属于醛糖还原酶抑制剂类，但与以往的此类药不同，是目前新的抗高血糖和抗高血脂药物。动物试验表明，每天口服 2 次，每次35 mg/kg，连用 24 周，发现 PZG 不仅明显降低血糖、血脂和甘油三酯水平，而且能阻止 STZ-糖尿病性白内障的发展。国内已证明 PZG 能够降低高血压、高胰岛素糖尿病患者血清中的血糖、胰岛素和甘油三酯的含量，到目前为止，尚未证明 PZG 能否抑制糖尿病性白内障。②临床应用，用于治疗高血压或高胰岛素糖尿病患者的剂量，每次 300 或 600 mg，连续 3 周。

Sulindac。①主要作用，Sulindac 是一种非激素类抗炎药，已发现它对醛糖还原酶具有很强的抑制作用，它能使老年糖尿病性白内障患者的视力上升。②临床应用，1% Sulindac 滴眼液(将 Sulindac 溶解在 pH 8.0 的 0.05 mol/L 磷酸缓冲液中)，每天 4 次，每次 1～2 滴。

2.抗氧化类药物

(1)卡他灵。①主要作用：本品是以“醌体学说”为基础的化学合成药物。因醌型物质能与晶状体中羟基发生反应形成不溶性复合物，而导致晶状体混浊。本品对羟基的亲和力比醌型物质更强，可以制止醌型物质对晶状体溶性蛋白的氧化变性作用，值得注意，1991 年 10 月 7 日由卫生部医疗卫生国际交流中心主办的白内障学术讨论会上对卡他灵的药效质疑时，日本金泽医科大眼科佐佐木一教授和德意志波思大学实验眼科 Otto Hockwin 教授在会上分别指出：卡他灵仅对糖尿病性白内障有效。②临床应用：滴眼剂(0.7～1 mg/15 mL)：每次 1～2 滴，每天 5～6 次，适用于糖尿病性白内障。注意：此溶液不稳定，宜新鲜配制。

(2)法可林或法可立辛。①主要作用：本品已溶于水，水溶液稳定。它是以醌类学说为基础而合成的另一药物。易透过晶状体囊膜而进入晶状体，组织醌体对晶状体可溶性蛋白的氧化、变形和浑浊化作用；能抑制醛糖还原酶活性，阻止糖尿病性白内障发生。②临床应用：主要用于治疗糖尿病性、老年性、外伤性白内障等。滴眼剂(含片剂)：0.75～1 mg/15 mL，每天滴眼 3～5 次，每次 1～2 滴。

3.阿司匹林

阿司匹林是一种抗感染药物，用它治疗风湿性关节炎和糖尿病，发现长期服用阿司匹林达 8 年的患者，白内障发生率明显低于同样条件的未服药患者。

(1)主要作用：动物试验证明，阿司匹林借助乙酰化作用能保护晶状体蛋白拮抗氰酸盐诱发的晶状体混浊，拮抗因其他因素（葡萄糖、半乳糖、氨基葡萄等）所致晶状体蛋白的聚合作用，降低晶状体蛋白基化作用等。英国、美国、德国和印度认为阿司匹林有拮抗白内障作用，但也有人持反对意见。

(2)临床应用：每天服 1 次，剂量 325～500 mg。

八、并发症的治疗

糖尿病性视网膜病变的治疗可采用以下几种方法。

(一)控制血糖

血糖控制情况与糖尿病的进展和视力预后有很大关系。如血糖长期控制不良，则不仅糖尿病增多，而且发展为增生型者也会增多。

(二)光凝治疗

糖尿病不同时期光凝治疗的目的不同，其方法也不同。

1.黄斑水肿的光凝治疗

当黄斑毛细血管渗漏加重，黄斑水肿明显，甚至产生囊样水肿，视力持续下降，可采用氩激光做局部格栅光凝，可防止视力下降。

2.增生期的光凝治疗

当视网膜积血和棉絮状斑增多，广泛微血管异常，毛细血管无灌注区加多，则提示有产生新生毛细血管进入增生期的危险，可做散在或全视网膜光凝。如果视网膜和/或视盘已有新生血管积血则应立即做全视网膜光凝，以防止新生血管积血和视力进一步下降。

3.冷冻治疗

对视网膜进行冷冻，在赤道部前后四个限分别作冷冻点，在每个象限用视网膜冷冻头冷冻5～7 点，同样可使虹膜和视网膜新生血管消退。

4.其他治疗

(1)导升明，可减低毛细血管的通透性和基膜增厚，从而减少视网膜毛细血管荧光素渗漏，并可降低血黏度，减少红细胞和血小板聚集及其释放反应。抑制血管病变和血栓形成，故而使视网膜积血、渗出和为血管瘤减少。口服剂量视病情而定。

(2)活血素，可改善脑血流量，降低毛细血管通透性，降低血黏度，抑制血小板和红细胞聚集，抑制血栓形成。从而减少视网膜血管病变，减少渗出和改善视网膜缺血状态。剂量每次 2～4 mL，每天 2 次，饭前服用。或口服片剂，每次 1/2～2 片，每天 2 次，饭前服用。可连续服用3 个月，可服用 1～2 年。其他药物如口服阿司匹林，肌内注射普罗碘胺等促进积血吸收。

第三节　后发性白内障

白内障囊外摘除或晶状体外伤后，残留的皮质和脱落在晶状体后囊上的上皮细胞增生，在瞳孔区形成半透明的膜称为后发性白内障。由于抽吸术、囊外术及超声乳化术的日益推广，后发性白内障也较为常见。

一、病因病机

白内障术后残留的晶状体上皮细胞的增殖、迁移、纤维化生是形成后发障的主要原因。可能增殖的细胞是立方形前部上皮细胞和赤道弓部具有丝分裂活性的细胞。晶状体囊残留的晶状体上皮细胞在囊袋内表面增生以及从前部晶状体囊切开口边缘向人工晶体视区前表面扩展。参与后发障的病理变化有：巨噬细胞介导的异物反应，众多巨噬细胞融合形成异物巨细胞；晶状体上皮细胞参与的创伤愈合反应；晶状体上皮细胞在赤道部转化为扁豆状纤维，形成 Soemmoring 环；后囊部晶状体上皮延伸，形成纤维原细胞样或者形成 Elschnig 珠样。

二、临床表现

(一)症状

白内障术后视力模糊，视物不清。

(二)体征

白内障手术摘除后或外伤性的白内障部分皮质吸收后，在瞳孔区残留晶状体皮质火星城纤维机化膜的特殊形态。残存囊下上皮细胞增殖，形成特殊形空泡样 Elschnig 珠样小体，使后囊膜混浊，为后发性白内障。机化膜组织若与虹膜广泛粘连，使瞳孔偏位或闭锁易引发继发性青光眼。晶状体周边残存皮质较多，前囊膜粘连，包裹皮质而变混浊，形成周边混浊，中央透明的环，称为梅氏晶状体突或 Soemmoring 环形白内障，还有囊膜纤维和混合型等。

三、诊断要点

(1)有明确的晶状体外伤或者见于白内障手术。

(2)眼检镜透照时瞳孔区较大范围后囊膜混浊影响眼底检查。

(3)裂隙灯下，可见后囊膜残存的上皮细胞增殖形成的 Elschnig 珠以及机化膜相似膜组织和由于残存皮质引起的 Soemmring 环形白内障，如位于前囊膜切口处边缘与后囊膜粘连处的环形隆起，前方深。

(4)有时可有虹膜后粘连。

(5)不透明膜多位于虹膜后瞳孔区，因残存物的多少和性质的不同，其质地差别大，厚薄不一。轻者细若薄纱，成半透明状，对视力影响轻微，重者色白，质地较硬，严重影响视力。

(6)眼部损伤严重或伴有炎症反应后形成。

四、实验室和其他辅助检查

(一)视力检查

1.利用国际标准视力表和对数视力表

应分别检查双眼远近视力，以大致估计白内障所致视力损伤程度。对视力低下者，应另行光感、光定位、色觉检查，在暗室内遮盖健眼，患者站在 5 m 外，置一蜡烛光源，让患者辨别出蜡烛是否存在，已确定是否有光感，尔后，从不同的角度测定其光定位能力，最后以红、绿玻片置于眼前，确定辨色能力，是否正常，双点光源分辨试验，即辨别眼前相距很近的两个点光源的能力，对于判定视网膜功能亦有很重要意义。对于轻度或中等度的白内障，准确的视野检查，必要实行 Amsler 屏检查，以确定是否有中心暗点或视物变形对于提示可能同时存在的青光眼或其他眼底疾病是有意义的。

2.潜在视力仪检查

潜在视力仪检查是一种测定后发性白内障潜在视力的方法，潜在视力必须安装在裂隙灯上进行，此方法属于新理物理学检查方法，其结果有患者主观成分，有试验表明，对于中等程度的白内障，激光干涉条纹检查和潜在视力仪检查，对于预测术后视力的准确性为 100%。

(二)视觉电生理检查

1.视网膜电图

视网膜电图对于评价黄斑部视网膜功能有重要的价值，致密浑浊的晶状体由于对光的吸收和散射作用而影响检查效果，闪光 ERG 可用于低视力眼的检查、视网膜脱离，特别是视网膜遗传性疾病的 ERG 检查具有肯定的临床意义。研究表明，后发性白内障患者，闪光 ERG 反应相当于弱光刺激正常眼。

2.视诱发电位

视诱发电位是判断视功能的重要指标，其中闪光 VEP 反映视路传导和皮质功能，当后发性白内障黄斑部病变和视神经损害时，其振幅均可降低。

五、鉴别诊断

（一）外伤性白内障

有明显的外伤史或眼部局部伤。眼的机械性损伤（挫伤、穿孔伤）、化学伤、电击伤和辐射均可引起晶状体混浊，统称外伤性白内障。

1.挫伤性白内障

挫伤后，虹膜瞳孔缘色素印在晶状体表面，相应部位的晶状体囊下出现环形混浊，损伤前囊下晶状体上皮时可引起局限性花斑样混浊，可静止不再发展或向纵深发展。可能合并有晶状体半脱位或脱位。

2.穿孔性外伤性白内障

眼球穿孔同时伴有晶状体囊破裂，房水进入囊内，晶状体纤维肿胀，变性、导致混浊。微小的囊破裂可自行闭合，混浊局限在破口处。但多数破裂过多者晶状体纤维肿胀，皮质进入前房和房角，引起继发性青光眼，需要及时手术。

3.辐射性白内障

辐射性白内障是由红外线、X线、γ射线、快中子辐射等引起。主要表现在后囊下皮质盘状及楔形混浊，边界清楚，渐渐发展到全部皮质。前囊下有空泡或点状混浊，若有上皮细胞增生可形成致密的膜。

4.电击性白内障

发生于雷击、触电后，致白内障的电压多为500～3 000 V。雷击白内障多为双侧性，触电白内障多为单侧性，与触电部位同侧。混浊位于囊下皮质，逐渐发展为完全混浊。常伴有电弧光黄斑灼伤，中心视力较差。

（二）低钙性白内障

（1）视力下降。

（2）晶状体混浊为无数白点或红色、绿色、蓝色微粒结晶分布于产前后皮质，可呈现辐射状或条纹状，混浊区与晶状体囊之间有一透明边界，严重者可迅速形成晶状体全混浊。婴幼儿常有绕核型白内障。

（三）老年性白内障

一般起于40岁以后，可双眼同时发病，也可双眼先后发病。老年性白内障的临床表现除了晶状体混浊外，对视力的影响随混浊部位及程度而不同。老年性白内障患者常在早期自觉眼前有固定不动的黑点，并常出现单眼复视或多视现象，由于混浊的部位不同，视力障碍出现的时间亦有不同，随混浊的进展，视力障碍逐渐加重，最后可降低至指数以下，或仅有光感。

(四)并发性白内障

典型的混浊最早发生在晶状体囊膜下。由眼前节炎症形成的虹膜后粘连附近可出现局限性的晶状体前囊下混浊；由眼后节炎症或营养障碍可出现后囊下混浊。囊膜下出现灰黄色颗粒混浊，逐渐加深并向四周扩展，形成如同玫瑰花形状，其间有许多红、蓝、绿彩色点状结晶，囊下也有空泡形成或钙化，病程较长，早期影响视力。

(五)代谢性白内障

(1)发生于老年者与老年性白内障相似，只是发病率较高，发生较早，进展较快，容易成熟，此型多见。

(2)真性糖尿病性白内障多发生于严重的青少年糖尿病患者。多为双眼发病，发展迅速，甚至可于数天、数周或数月内发展为晶状体完全混浊。开始时在前后囊下出现典型的白点状或雪片状混浊，迅速扩展为完全性白内障。常伴有屈光变化，血糖升高时，血液内无机盐含量减少，渗透压降低，房水渗入晶状体内，使之变凸形成近视；血糖降低时，晶状体内水分渗出，晶状体变扁平形成远视。

(六)青光眼

目前对于原发性开角型青光眼的诊断必须具备眼压升高以及由于眼压升高所造成的视盘损害和视野缺损，而且房角开放。眼压升高、视神经功能障碍引起。如闭角性青光眼发作前常有生气、劳累等诱因，引起眼压急骤升高，出现虹视、眼痛、头痛、恶心、呕吐、视力下降、眼充血和流泪等症状。

六、并发症

(一)青光眼

早期往往无任何自觉症状，当病症发展到一定程度时，偶有轻微的眼胀，头痛或视物不清，中心视力不受影响，而视野逐渐缩小。中晚期因视野狭窄而有行动不便，定位不准等症状，尤以夜间为甚。有些晚期病例有虹膜和视物模糊不清。最后视力完全丧失。

(二)黄斑囊样水肿

中心视力缓慢减退，可有相对或难解难分对中心暗点，眼底可见黄斑区水肿呈蜂窝状或囊样外观，甚至形成裂孔。

七、治疗方法

(一)药物治疗

1.仙诺林特或仙诺灵

仙诺林特或仙诺灵是一种复合制剂,主要成分为牛眼晶状体中提取的晶状体蛋白素与抗坏血酸、核黄素和碘化钾符合制成。舌下含服 1 片,3 次/天,用于治疗各种白内障。

2.苄吲酸-赖氨酸

苄吲酸-赖氨酸能保护晶状体和血清蛋白免受热力和紫外线、酸或碱作用所引起的变性。它清除自由基的能力弱,但可以保护晶状体蛋白拮抗自由基损伤,在临床上用于治疗白内障患者,能明显改善视力,甚至可逆转混浊透明。口服 500 mg,3 次/天;滴眼 0.1%。

3.肝素

肝素可以抑制成纤维细胞的生长,减少人眼晶状体囊外摘除术后眼内组织表面纤维蛋白的沉积和后囊细胞的生长,从而阻止后发性白内障形成,提高视力。用 5%肝素滴眼剂,术后每天 3 次,连续用 4 个月。

4.曲尼司特

本品是由日本 KI－SSOI 药品株式会社研发的一种抗过敏药物,在日本广泛用它治疗过敏性结膜炎。据日本东京(医科大学及日本名古屋皇家眼科医院)对白内障囊外手术植入人工晶体的患者,进行双盲实验证实有防治后发性白内障的作用,其主要作用机制为本品可以减少晶状体上皮细胞化生时 FGF-β 生成和释放,防止胶原合成而防治后发性白内障。在治疗中用 0.5%曲尼司特滴眼剂,术后每天滴 4 次,连续用 3 个月,无不良反应。

5.免疫毒素

进行了临床试验在白内障外摘除患者中,用 50 单位免疫毒素灌洗囊袋连续观察 24 个月,可有效抑制后发性白内障的发生。

(二)手术治疗

在膜性的白内障切开或剪除的同时,可实行人工晶体植入术。适应证为瞳孔由膜性白内障遮盖,视力收到明显影响,而基本视功能正常者。

1.Nd∶YAG 激光治疗后发性白内障

使用美国科以人公司的 EPIC 型 Nd∶YAG 激光机,术眼散瞳至 6 mm,表面麻醉后置 Abraham 接触镜,Nd∶YAG 激光以单脉冲击射。

(1)十字形切开法:在视轴区中央行十字形切开,孔直径为 4 mm。

(2)环形切开法:以视轴中心为圆心。半径 1.52 mm,环形切开,但保留 5～7 点后囊膜不切开,完成后中央后囊膜略下沉并向后翻转。平均单脉冲能量(2.8±0.48)mJ,平均脉冲总数(27±15.1),平均总能量(50.5±15.8)mJ。术后常规滴抗生素、糖皮质激素眼液和 0.5%噻吗洛尔眼液。共5～7 天,术后 1 周、1 个月、3 个月复查。

2.儿童后发性白内障合并人工晶体固定性瞳孔夹持的手术治疗

常规消毒铺巾后,做颞侧透明角膜切口或上方巩膜隧道切口,前房注入足量的黏弹剂后,先用冲洗针头分离虹膜与人工晶体粘连。对虹膜后粘连严重难以分离者可将黏弹剂注入虹膜后用囊膜剪剪开粘连处。分离粘连后如发现囊袋内有再生皮质将再生皮质吸除,游离虹膜与晶状体后囊间的空间,以便人工晶体复位。由于后囊膜的严重混浊增殖,用破囊针刺穿后囊膜一个小孔后向后注入黏弹剂,囊膜剪剪开混浊的后囊膜,直径不超过光学面 4～5 mm。此时如有玻璃体脱出则进行前段玻璃体切割术。对伴有瞳孔膜闭者将其行虹膜周边切除后从周切口注入黏弹剂后将瞳孔区机化膜剪除或将瞳孔缘部分虹膜环形切除以进行瞳孔成形术;在完成虹膜与晶状体囊粘连分离后,将人工晶体光学部复位。此时瞳孔如不规则者,可用尼龙线将瞳孔缘缝合 1 针。术毕透明角膜切口一般不需缝合,巩膜隧道切口因患儿巩膜硬度低可缝合 1 针。

3.经睫状体平坦部切口行晶状体后囊膜切开术治疗后发性白内障

常规麻醉,于距上角巩膜缘 4 mm 处作以角巩膜缘为基底的球结膜瓣,充分止血后于此处作垂直于角巩膜缘的巩膜穿透切口 1 mm,向上弯曲切囊针尖,垂直穿过切口伸入人工晶体后方的瞳孔区由 6 点处向 12 点处撕破光轴处的晶状体后囊膜,根据需要可缝合巩膜切口一针,如有软性残存皮质可以同时吸出,如遇较致密的机化膜可以用切囊针在瞳孔区后囊膜钩 2～3 个孔,扩大巩膜切口,用囊膜剪剪除机化膜,切口缝合 2 针。术毕给予地塞米松 2.5 mg+庆大霉素 2 万 U,涂典必殊眼膏单眼包扎。

第四节　外伤性白内障

外伤性白内障指眼部受锐器刺伤或钝器及伤,或头部遭受剧烈震击,以及辐射、电击等损伤所引起的晶状体的混浊。临床上除晶状体发生混浊外,常同时发生眼部或其他组织器官的损伤。晶状体遭受伤害后发生混浊的时间长短不等,预后的好坏多与损伤程度有关。外伤性白内障患者多见于儿童、青壮年男性和战士。

一、发病机制

外伤致晶状体囊膜破裂,房水进入晶状体内,使其纤维混浊、肿胀;或因机械性外力损伤睫状体和脉络膜,使晶状体代谢发生障碍而致其混浊;辐射、电击又可对晶状体及眼内组织产生热、电等作用而变混浊。晶状体受伤特别是穿孔伤之后,房水由囊膜的破口进入晶状体,晶状体内水溶性蛋白,特别是 γ-晶状体蛋白大量丢失,谷胱甘肽显著减少,DNA 合成以及细胞分裂减慢。晶状体在受伤部位混浊之后,很快水化,形成液泡、水肿。混浊很快波及晶状体的周边部,最后导致整个晶状体的混浊。

二、临床表现

钝器伤致晶状体混浊者,可见虹膜瞳缘色素即附于晶状体表面,成断续之环状,相应部晶状体囊下出现环形混浊,或挫伤之外力通过房水传导直接作用于晶状体引致混浊。锐器伤致晶状体浑浊者,可见眼球壁穿孔,或皮质碎片堵塞房角,可能继发青光眼。辐射或电击致晶状体混浊者,混浊常开始于后囊、后囊下皮质,或前后囊及其下皮质均受累。无论何种致伤原因,患者均视力下降,下降程度视外伤情况而不同。

(一)钝挫伤白内障

可因拳击或是球类和其他物体撞击眼球所致。挫伤性白内障有不同的临床表现,主要分为以下 5 类。

1.Vossius 环状混浊

在晶状体表面有环状混浊,并有 1 mm 宽的色素,这些混浊和色素斑可在数日后逐渐消失,但也可长期存在。

2.玫瑰花样白内障

由于晶状体受到打击后,其纤维和缝的结构被破坏,液体向缝间和板层间移动,形成放射状混浊,如玫瑰花样。此型白内障可在伤后数小时或数周内发生,部分患者的混浊可以吸收;另外一些患者受伤后数年才发生,多为永久性的。30 岁以下的患者,晶状体混浊可保持多年不变,直至50 岁以后混浊加重,视力逐渐减退。

3.点状白内障

许多细小混浊点位于上皮下，一般在受伤后经过一段时间才出现，很少进展，对视力影响不大。

4.绕核性白内障

因晶状体囊膜完整性受到影响，渗透性改变，引起浅层皮质混浊。

5.全白内障

眼部受到较严重的挫伤能使晶状体囊膜破裂，房水进入皮质内，晶状体可在短时间内完全混浊，经过一段时间后，皮质可以吸收。

眼受挫伤后除了外伤性白内障，还可同时伴有前房积血，前房角后退，晶状体脱位或移位，眼压升高以及眼底改变，加重视力障碍。

(二)穿通伤引起的白内障

成人的穿通伤白内障多见于车工和钳工，有铁异物穿进眼球；儿童的穿通伤性白内障多见于刀剪和玩具刺伤。白内障可为局限的混浊，也可静止不再发展，但多数是晶状体囊膜破裂后，房水进入皮质引起晶状体很快混浊，可同时伴发虹膜睫状体炎，继发性青光眼及眼内感染。

(三)爆炸伤引起的白内障

矿工因采矿时的爆炸、儿童眼部的爆竹伤，均可造成类似于穿通伤性白内障，一般情况下眼组织的损害均较严重。

外伤性白内障的发生与伤害的程度有关。如果瞳孔区晶状体受伤，视力减退很快发生；位于虹膜后的晶状体外伤，发生视力下降的时间就较慢；囊膜广泛破坏，除视力障碍以外，还伴有眼前节明显炎症或继发性青光眼。在检查外伤性白内障患者时，必须高度注意有无眼内异物。有时巩膜的伤口不易发现而造成误诊。

(四)晶状体铁锈沉着症

铁是最常见的眼内异物，在晶状体内的异物可形成局限性白内障。如果铁异物很小，可在晶状体内存在多年而无明显的反应。铁在眼内能氧化，并逐渐在眼内扩散，形成眼球铁锈沉着症。包括角膜、虹膜、晶状体、视网膜的铁锈沉着，最终导致失明。眼球的铁锈沉着与眼内异物的大小和位置有关，较大的和眼后部铁异物容易向眼后节游移。

初期晶状体前囊下有细小棕黄色小点，后期在前囊下有棕色的铁锈斑，初期必须扩大瞳孔后始可查见。晚期晶状体纤维变性，逐渐发展为全白内障。最终晶状体卷缩,或者由于悬韧带变性造成晶状体脱位。铁锈沉着症之所以有白内障发生,是由于晶状体上皮细胞吸收铁后变性,新的纤维生长受阻。此时即便摘除白内障,视力也不能很快恢复。

(五)晶状体铜质沉着症

若含铜量多于85%,对眼组织有很明显的损害。纯铜可以引起眼的化脓性改变。在晶状体内的铜异物造成的白内障,在前房内可引起虹膜睫状体炎,在后极部可对视神经、视网膜和脉络膜造成损害。铜离子沉着在眼内各组织即为铜锈症,沉积在角膜后弹力层可有蓝绿色的环(Kayser-Fleisher 环)。虹膜变淡绿色,玻璃体内有多色彩小体,视网膜有绿色素。晶状体因铜沉积而发生葵花样白内障,在瞳孔区有彩虹样改变,晶状体表面如天鹅绒样,晶状体后囊如绿鲨草。葵花样白内障对视力的影响不很严重。如果发现晶状体内有铜异物,必须尽快取出。因为即便有组织将异物包绕,也会引起眼组织的坏死,造成失明,这是与晶状体内铁异物不同之处。

三、诊断要点

(1)眼部受锐器、钝器挫伤史,或头部曾遭剧烈震击史。

(2)同时伴有头面部外伤,或无明显外伤。

(3)晶状体在受伤当时或潜伏期后发生混浊。

四、实验室和其他辅助检查

(一)了解病史

了解受伤的情况,检查并记录损伤物的性质、大小、受伤时间及地点。

(二)就诊时的远视力、近视力、矫正视力检查

视力检查主要以测远视力为准,采用小数视力记录法。为了检查方便,可将视力表的0.1及0.3之E字剪下,做成硬纸板卡,检查者可随身携带。

1.检查方法

检查应用此二卡,在足够明亮处被检查者与视力卡相距5 m,遮盖一眼看0.3卡,E字方向任意调换,若有一眼能看到0.3,即不属视力残疾人。若被检查者不能分辨0.3卡,则用针孔镜矫正再看,若仍不能分辨0.3卡,则改用0.1卡,若好眼通过矫正能看到0.1卡,则属二级低视力。若被检查者好眼通过矫正在5 m距离看不到0.1,则嘱被检查者向前移动,每向视力表移动1 m,则由0.1减去0.02,即患者视力为0.08,如被检者向视力表移动2 m,则视力为0.06(0.1−0.02

×2),属一级低视力。移动 3 m 为 0.04,为二级盲,以此类推。

2.近视力检查法

常用的有标准近视力表或 Jaeger 近视力表。在充足的照明下,距眼睛 30 cm,分别查双眼,例如 J1 或标准近视力表 1.0。如患者有屈光不正,可以让其自行改变距离,例如 J1(20 cm),把改变的距离一并记录即可。

3.矫正视力

一般而言矫正视力是指戴眼镜后的视力,检查方法见远视力检查法。

(三)裂隙灯检查

1.检查目的

检查角膜、结膜及巩膜是否有伤口。

2.检查方法

裂隙灯活体显微镜,简称裂隙灯,是由光源投射系统和光学放大系统组成,为眼科常用的光学仪器。它是以集中光源照亮检查部位,便与黑暗的周围部呈现强烈的对比,再和双目显微放大镜相互配合,不仅能使表浅的病变观察得十分清楚,并且可以利用细隙光带,通过眼球各部的透明组织,形成一系列“光学切面”,使屈光间质的不同层次、甚至深部组织的微小病变也清楚地显示出来。在双目显微镜的放大下,目标有立体感,增加了检查的精确性。因此,裂隙灯检查在眼科临床工作中占有重要的地位。

检查在暗室进行。首先调整患者的坐位,让患者的下颌搁在托架上,前额与托架上面的横档紧贴,调节下颏托架的高低,使睑裂和显微镜相一致。双眼要自然睁开,向前平视。光源投射方向一般与显微镜观察方向呈 30°～50°,光线越窄,切面越细,层次越分明。反之,光线越宽,局部照明度虽然增强了,但层次反而不及细隙光带清楚。为了使目标清晰,检查时通常都是将投射光的焦点和显微镜的焦点同时集中在需要检查的部位上,在作特别检查时(如侧照法、后照法等),则两者间的关系必须另行调整。如需检查晶状体周边部、玻璃体或眼底时,应事先将瞳孔充分放大,光源与显微镜的角度应降至 30°以下,显微镜随焦点自前向后移动,被检查的部位可从角膜一直到达眼底。但在检查后部玻璃体、视网膜以及眼底周边部时,如果加用前置镜或三面镜,光线射入角应减少至 5°～13°或更小。

(四)眼眶 X 线摄片、无骨摄片或 CT 检查

对怀疑有异物者,应该做此项检查,以了解异物与晶状体的关系。

(五)眼部B超

了解由于外伤导致晶状体后囊破裂,晶状体皮质碎片脱向玻璃体腔,以及磁性异物及非磁性异物与晶状体的关系。

(六)眼压检查

眼压检查是必要的检查。

1.检查目的

如晶状体囊膜破裂,晶状体皮质落入前房阻塞房角,使之房水引流发生障碍,导致眼压增高。如挫伤眼内睫状体,房角受损也会眼压发生变化,从而发生继发性青光眼。

2.检查方法

检查方法包括指测法、眼压记测量法等。

(1)指测法:让被检者向下看,检者用两手示指在上睑上部外面交替轻压眼球,检查双眼,以便对比两眼的眼压,眼压高者触之较硬,眼压低者触之柔软,也可和正常的眼压相比较。此法可大概估计眼压的高低,所得结果可记录为正常、较高、很高、稍低或很低。

(2)眼压计测量法:修兹(压陷式)眼压计测量法,为常用的测量法,测量前应先向被检者做适当的说明,取得被检者的合作,然后让被检者仰卧,两眼滴0.5%丁卡因溶液2～3次面部麻醉。

测量前应校正眼压计(把眼压计竖立在小圆试板上,指针指向零度时方为准确),用75%的乙醇消毒眼压计足板,等乙醇干后即可使用。

检查时被检者两眼自然睁开,向天花板或某一固定目标点(常用被检者自己的手指)直视,勿转动,检者用左手指轻轻分开上、下眼睑并固定在上、下眶缘,切勿压迫眼球,右手持眼压计的把手,将眼压计垂直下放,将足板轻轻放在角膜正中央(使眼压计自身重量完全压在角膜上,但注意切不可施加任何其他压力),迅速记录眼压计指针所指刻度,将此刻度对照眼压计换算表,查出眼压值。此种眼压计一般有3种不同重量的砝码5.5 g、7.5 g及10 g。通常先用5.5 g检查,如指针刻度<3,则应加重砝码重测,一般先后测5.5 g及10 g两个砝码,以便相互核对及校正眼压。

测完后滴抗生素眼药水,拭净眼压计足板。

记录方法一般以眼压计的砝码为分子,指针所指之刻度为分母,即眼压计砝码/指针所指之刻度=眼压值,如5.5/4=2.75 kPa(20.55 mmHg)。此种眼压计测得的正常眼压为 1.36～2.77 kPa(10～21 mmHg)。低于 1.36 kPa(10 mmHg)、者为低眼压，超过 2.77 kPa(21 mmHg)时。经多次测量时仍高者，应作排除青光眼检查。

五、鉴别诊断

(一)发育性白内障

年龄不符或晶状体浑浊多呈点状、局限性、较小，不发展，影响视力。

(二)青光眼

目前对于原发性开角型青光眼的诊断必须具备眼压升高以及由于眼压升高所造成的视盘损害和视野缺损，而且房角开放。

(三)糖尿病性白内障

多双眼同时发病，进展极快，常几天即可成熟，伴随血糖升高，并有糖尿病“三多一少”等其他临床表现。

(四)药物及中毒性白内障

此类白内障诊断与药物接触史密切相关。

(五)肌强直性白内障

见于强直性肌萎缩患者，多见于 29～30 岁青少年，同时合并多种内分泌腺功能失调而出现的脱发、指甲变脆、过早停经、睾丸萎缩等现象，眼部除白内障外，还可侵犯眼内外各肌而出现上睑下垂、下睑外翻、瞳孔对光反射不良以至眼球运动障碍等。

六、并发症

(一)继发性青光眼

变性的晶状体蛋白从晶状体囊膜漏出后，在前房角激惹巨噬细胞反应，这些巨噬细胞可以阻塞小梁网，导致眼内压升高。

(二)虹膜炎

外伤致病毒感染等因素可并发此病。

七、治疗方法

年龄在 30 岁以上炎症不明显，未继发青光眼，可以观察，有自行吸收之可能。如未能吸收仍影响视力者，先保守治疗，待炎症平复后 3 个月再行手术。继发青光眼者，如药物不能控制眼压，应立即手术。如患者年龄较大，考虑核硬化者，手术治疗时，切口应稍大，否则核不易摘出。钝挫伤所致晶状体局限性混浊，不影响视力者，暂不考虑手术。

外伤性白内障如虹膜炎症反应明显，应局部滴可的松和阿托品，并积极治疗眼底的损伤。如需手术治疗，应行白内障囊外摘除术。术后为矫正视力需佩戴接触镜，以获得双眼视觉。凡有条件者均应行人工晶体植入术，以便术后早期得到视力的矫正，特别是对儿童患者可防止弱视的发生。

外伤性白内障由于致伤原因复杂，引起晶状体混浊的程度及范围也不同，治疗上应根据晶状体的具体情况，选择最佳的手术时机及手术方法，一般应注意以下几个问题。

(1)对眼球穿孔伤引起的晶状体囊膜大破口，由于房水进入晶状体内，使其很快膨胀，呈灰白色混浊，有时晶状体皮质突入前房内，引起眼压升高或反应性的虹膜睫状体炎，这时应尽快施行白内障吸出术。

(2)对一些锐器扎伤(如铁丝)，晶状体囊膜破口小，破口自行封闭后，仅出现局限性团块状混浊，团块周围晶状体透明，对视力影响不大者，可行保守治疗，定期观察晶状体的变化，不急于行手术治疗。

(3)幼儿或儿童外伤性白内障，如晶状体囊膜破口较大，大量皮质流入前房，在没有眼压升高的情况下，可以让其自行吸收，不必行手术治疗。如晶状体皮质吸收后，残留机化膜，正好遮挡瞳孔区，影响患儿视力，则需做白内障截囊吸出术或用 YAG 激光治疗。

(4)40 岁以上的成年人或老年人外伤性白内障，由于其晶状体核心部硬化，不能吸收，需行晶状体囊外摘除术。

八、并发症治疗

(一)继发性青光眼

1.病因治疗

针对各眼原发眼病及全身病进行治疗。

2.抗青光眼治疗

(1)药物以全身用药为主，辅以局部用药。

(2)药物治疗和病因治疗均无法控制眼压者，考虑白内障摘除术，根据不同情况选择不同术式。

(二)虹膜炎

服水杨酸钠、碘剂钙剂等,必要时使用糖皮质激素疗法,对顽固性病例糖皮质激素治疗无效时,可用免疫抑制剂进行治疗,亦可与糖皮质激素合并应用。中药葛根汤、败毒汤亦有肯定疗效。

第五节　药物及中毒性白内障

沉淀应用或接触对晶状体有毒性作用的药物或化学品,可导致晶状体浑浊,称为药物及中毒性白内障。常见的药物有糖皮质激素、氯丙嗪、缩瞳剂等,化学药品有三硝基甲苯、二硝基酚、萘和汞等。

一、病因病机

有文献报道,药物性白内障是由于长期使用糖皮质激素类药物,或二异丙基氟磷酸缩瞳剂,引起晶状体后皮质区的混浊性变化,如慢性青光眼长期应用缩瞳剂,慢性过敏性结膜炎长期点用可的松类药物等。引起晶状体混浊的发病机制还有待进一步研究。

中毒性白内障指过量应用某些药物或蓄积中毒引起晶状体的混浊性变化。常见中毒药物有:二硝基酚、三硝基甲苯、铊等。中毒性白内障,除可以问出与毒性物质接触史以外,晶状体混浊的形态也具一定特征,应用裂隙灯检查十分重要。一般在发病早期,晶状体周边部有大小不等的灰黄色小点聚集,多呈环状排列,可伸至晶状体成人核和前后皮质内,在晶状体中央部也可出现环状混浊。此种白内障的发病率与工龄、年龄成正比,接触有毒物质时间越长,发病率也越高,脱离接触后,此种白内障可稳定在某一阶段或缓慢进展。中毒性白内障的特征是双眼受累,发生白内障的时间距药物中毒时间较长,可达数月至数年;组织病理学检查除晶状体本身空泡、液化、蛋白或结晶沉积外,还常见到睫状体、脉络膜和视网膜肿胀。

很多物质可以使实验动物发生白内障已经得到公认。在人类,长期接触有毒化学物质,或长期口服麦角碱、碳酸酐酶抑制剂、肾上腺皮质激素、局部长期点用可的松,均可引起中毒性白内障。局部或全身用药以及毒性物质诱发产生白内障,慢性肾功能不全及血液透析患者也可发生。临床已经有诸多报道,并引起人们的重视。与眼科临床有直接关联的中毒性白内障主要由以下几种药物引起。

(一)糖皮质激素

长期全身或局部应用大量糖皮质激素,可以产生后囊膜下混浊,其形态与放射性白内障相似。最初在后囊膜下出现微细点状或条纹状混浊,裂隙灯下检查可见点彩样反光,间有囊泡样改变,此时如不停药,混浊将进一步扩大加重,最终形成典型的淡棕褐色盘状混浊。白内障一旦形成,在大多数病例减量或停药均不能使其消退。白内障的发生与用药剂量和持续时间有关,用药剂量越大时间越长,白内障的发生率就越高。有报道指出大剂量服用泼尼松 1~4 年,白内障发生概率可达 78%;而中等剂量服用 1~4 年,其发生率为 11%。

(二)缩瞳剂

长期使用抗胆碱酯酶类缩瞳剂,特别是长效缩瞳剂如碘解磷定,可以引起前囊膜下产生维系囊泡,晚期可以引起后囊膜下和晶状体核的改变。使用碘解磷定超过 1 年,约 50%病例可以产生白内障,停药可以减缓或逆转白内障发展过程。短小缩瞳剂,比如阿司匹林也可以产生同样的结果。应用毛果芸香碱超过 2 个月的青光眼患者,约 10%会诱发产生不同程度的晶状体混浊。

(三)氯丙嗪

长期给予氯丙嗪,可以在前囊和皮质浅层出现微细的白色点状混浊,往往可以在瞳孔区形成典型的星形混浊外观。

(四)三硝基甲苯(TNT)

TNT 中毒性白内障常见于铸药、粉碎、制片、包装、搬运等工种。工龄愈长发病率愈高。工龄在 1 年以内者很少见到晶状体的改变。因病变起始于晶状体周边部,且病变过程缓慢,所以在较长时间内中央视力不受影响,患者多系在体格检查时被检出。

TNT 中毒性白内障起始于双眼晶状体周边部,检查时必须散大瞳孔,晶状体的混浊形态具有特征性。以直接检眼镜透照法或裂隙灯后部反光照明法检查,可见晶状体周边部呈环形混浊,环为多数尖向内,底向外的楔形混浊融合而成。混浊的环与晶状体赤道部之间有一窄的透明区,视力不受影响。白内障进一步发展,除晶状体周边部混浊外,晶状体中央部出现环形混浊,位于晶状体瞳孔区,环的大小近似瞳孔直径,轻的可见不完整的环,重者混浊致密,呈花瓣状或盘状,视力可能减退。再发展,周边混浊与中央部混浊融合,视力明显减退。以裂隙灯直接焦点照明法观察，晶状体混浊为密集的大小不等的灰黄色小点聚集而成，周边部混浊位于晶状体前后成人核和前后皮质内，中央部浑浊位于前成人核和前皮质内。

(五)白消安

用于治疗骨髓性白血病的药物，服用后可以引起晶状体混浊。

(六)Amiodarone

一种治疗心律失常的药物。患者使用中等剂量及大剂量时可在晶状体前囊膜下观察到皮质混浊，发生率为50%。

(七)金制剂

用于治疗类风湿关节炎的药物，约50%患者用药超过3年后晶状体前囊膜下皮质出现混浊。

(八)血液透析

慢性肾功能不全及血液透析患者其红细胞己糖激酶被抑制，此为晶状体代谢的重要物质，同时有钙代谢障碍；血液透析时血浆与房水间形成梯度，房水中尿素延迟排出肝素对于血钙浓度有影响。因上列原因发生双侧晶状体混浊，先是后囊下彩虹反光样混浊，前皮质可见水裂。白内障发生在血液透析1个月后，或可更早。

(九)金属氧化物

金属氧化物可沉着在晶状体，见于眼内异物、长期服药、职业接触。铁为囊下棕色斑点，铜、金及汞沉着于前皮质，铅沉着于后皮质，银沉着于前囊下。

其他制剂抑制有丝分裂的药物，如白消安，硝基化合物如二硝基酚、二硝基邻甲酚。此外尚有萘、丁卡因、铊制剂等也可以诱发，易引起白内障的全身用药有皮质类固醇、毛果芸香碱等。

二、临床表现

(一)症状

1.皮质类固醇性白内障

后极部分囊下皮质出现小点状混浊，掺杂空泡和黄蓝等彩色结晶，停药后混浊可以逐渐消失，如发现晚、长期用药可以发展为完全性白内障。

2.缩瞳剂型白内障

混浊位于前囊下、呈玫瑰花或者苔藓状、有彩色反光，一般不影响视力，停药

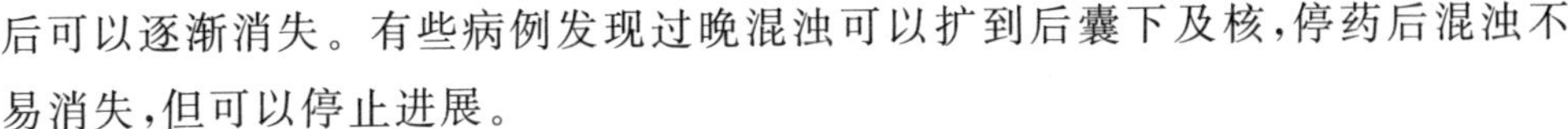

后可以逐渐消失。有些病例发现过晚混浊可以扩到后囊下及核,停药后混浊不易消失,但可以停止进展。

3.氯丙嗪性白内障

瞳孔区晶状体前囊下出现浅棕色或灰白色小点状混浊,重者呈盘状或花瓣状混浊,并可以向皮部深部发展。

4.TNT 性白内障

由多数尖向中心的楔形混浊连接构成环形。环与晶状体赤道间有窄透明区。继而中心部出现小的环形混浊,大小与瞳孔相当。重者混浊致密,呈花瓣状或盘状或发展为完全混浊。

(二)体征

光镜和电镜检查显示晶状体纤维细胞变性。光镜下可见皮质浅层与深层的纤维细胞透明变性,深层纤维细胞之间可见深嗜伊红色类似血红蛋白的沉积物,核部纤维排列紊乱,也有透明变性。电镜下显示,皮质部纤维细胞的细胞膜模糊不清,断裂、消失,呈裂隙状及髓鞘样结构,核部纤维细胞结构也有破坏。

三、诊断

关于 TNT 中毒性白内障诊断分期,俄罗斯学者分为 4 期,他们认为 TNT 白内障的形成是证明 TNT 侵入的首先和唯一的症状。国内文献报道了相当多的分期标准。1989 年卫生部颁布了由北京医科大学第三附属医院负责研制起草的《职业性三硝基甲苯白内障诊断标准及处理原则》作为中华人民共和国国家标准。

标准内容如下。

(一)诊断原则

根据密切的职业接触史和以双眼晶状体混浊改变为主的临床表现,结合必要的动态观察,参考作业环境调查,综合分析,排除其他病因所引起的晶状体损害后,方可诊断。

(二)诊断及分级标准

有下列一项表现者,列为观察对象。

(1)透照法检查,晶状体周边部有环形或近成环形的点状暗影。

(2)裂隙灯显微镜检查,晶状体周边部皮质内有散在的细点状混浊。

一期白内障:透照法检查时,晶状体周边部有环形暗影。但最大环宽不超过晶体半径的 1/3。环由多数楔形混浊连接而成，楔底向周边，尖端指向中心，或作裂隙灯显微镜检查见晶状体周边聚集有多数大小不等的灰黄色细点状混浊，位于前后皮质和成人核内，皮质透明度降低。分布范围同前。

二期白内障：周边部环状混浊范围超过晶状体半径的 1/3，但不超过 2/3。部分病例可表现为晶状体中央部出现相等于瞳孔直径大小的完全或不完全的环状混浊，此混浊位于前成人核或前皮质内。

三期白内障：晶状体周边部混浊超过晶状体半径 2/3 以上，或中央部有致密点状或盘状混浊，视功能(视力和视野)受到明显影响。

(三)诊断要点

(1)有用药或与化学药物的接触史。

(2)多为双侧发病。

(3)晶状体各具不同形态和部位的混浊。

(4)视力障碍。

四、实验室和其他辅助检查

(1)必要时进行视网膜视力，视网膜电流图及视觉诱发电位检查。

(2)无法看清眼底者，需行眼部超声波检查，测量眼轴及排除眼内疾病。

(3)注意全身肝功能及造血系统的检查。

五、鉴别诊断

TNT 中毒性白内障虽具有特征的晶状体混浊形态，但对于青年眼科医师或非专门研究职业性眼病的眼科医师做出正确的诊断尚有困难。常见晶状体周边部混浊的有花冠状白内障、蓝色点状白内障及初起期老年性白内障。在确诊 TNT 中毒性白内障时，需与下面 3 种类型白内障相鉴别。

(一)花冠状白内障

花冠状白内障为一种较常见的先天性发育性白内障，在正常人群查体时常可见到。多在青春期后出现，常为双眼对称。混浊位于晶状体周边部深层，呈短棒状、柱状、仙人掌状、水滴状、圆点状等，所有混浊组合成整齐的放射状形如花冠而得名。晶状体中央部透明，不影响视力，临床上不做散瞳检查常被忽略。此种白内障为静止性。

(二)蓝色点状白内障

蓝色点状白内障也为较常见的先天性发育性白内障。一般多在 20 岁左右发现，细小的灰白色点状混浊，略带蓝色，散在分布于晶状体周边部深层皮质，不影响视力，散瞳后方可发现，亦不进展。

(三)老年性白内障

老年性白内障多见于40岁以上的老年人。晶状体混浊起始于3个部位：晶状体周边部皮质、晶状体核及后囊下皮质。这3种类型中，周边部皮质型最为普遍，TNT中毒性白内障需与该型相鉴别。老年性白内障多起始于鼻下方周边部皮质，呈楔形，尖端指向晶状体中心部。以后在上部及两侧也出现楔形混浊，则组合成辐状混浊。应该注意的是老年性白内障的楔形混浊不是由金黄色的细点组合而成，有别于TNT中毒性白内障。

六、并发症

(一)TNT中毒性白内障并发的眼部中毒症状

三硝基甲苯为国防工业和矿山建设常用的炸药，在生产使用过程中不仅可以发生接触性损伤，TNT还可以通过皮肤，呼吸道和消化道吸收而引起中毒性病变。眼睑、结膜及角膜暴露于空气中，可以直接接触TNT粉；眼球内有丰富的血管，也可因TNT中毒发生病变。晶状体为TNT中毒眼部组织最易发病的部位，眼部其他组织也可因TNT中毒发生病变。

1.眼睑

可发生TNT中毒性皮炎。眼睑皮肤出现红斑和丘疹，疹后屑。慢性者呈苔藓样改变，也可发生湿疹性皮炎。

2.结膜与巩膜

球结膜与巩膜的睑裂外露部分出现黄染。应与肝炎黄染及睑裂斑相鉴别。肝炎黄染表现为整个巩膜发黄。睑裂斑为睑裂部角膜缘附近球结膜肥厚并略带黄色，呈三角形，其基底面向角膜缘。

3.角膜

角膜缘可见明显的色素沉着，可能为TNT粉尘的慢性刺激所致。

4.视网膜与视神经

TNT中毒可引起视网膜积血，视神经炎与球后视神经炎，导致视野缩窄及中心暗点。长期在TNT高浓度车间劳动，血内高铁血红蛋白增高，出现“青紫面容”，这时整个眼底也呈暗紫红色，脱离TNT工作岗位后皮肤与眼底颜色均恢复正常。

(二)TNT 中毒性白内障并发症的全身症状

关于 TNT 白内障与 TNT 全身中毒尤其是中毒性肝损伤的关系，一直是人们力求探讨的问题。有些学者的调查认为两者之间有相关关系，但多数学者的调查结果持否定意见。文献报道，TNT 中毒晶状体损害的发生率高于肝脏损害，其原因可能由于 TNT 中毒性白内障是一种特异性不可逆的改变，且病变进展，而肝脏代偿功能强大，肝脏的损伤具有可复性。加之传染性肝炎的干扰不易排除，这些可能是 TNT 中毒性白内障与 TNT 中毒性肝损伤诊断不一致的原因，所以难于推出两者之间的肯定关系。

七、治疗方法

(1)针对病因，注意合理用药及预防中毒，定期检查，早期发现后停止用药或中止接触，如早期发现，部分患者可逆转白内障的发展。

(2)白内障的药物治疗，包括防止晶状体代谢异常与蛋白质变性的一类药物，如维生素 B_2、维生素 C 等，醛糖还原酶抑制剂与中医辨证用药。

(3)局部滴卡他灵、白可停(法可林)等治疗白内障药物。

(4)如患者因病情需要服用上述药物，则视情况而决定停药或逐渐减少用量，或用其他药物代替。服用糖皮质激素应除去安全剂量这一误区，因为这类白内障的发生虽然和用药剂量有关，但仍然有个体差异。患者一旦出现晶状体混浊，应将糖皮质激素减量或降到最小剂量，如有可能，改为隔天用药，因为晶状体混浊很少发生于间断治疗方法中。

(5)判断患眼的视力下降是否与晶状体混浊的程度一致，若不一致，应行验光或查明其他影响视力的眼病。

(6)当白内障引起的视力下降已影响患者的生活，学习与工作时(一般术前矫正视力在 0.3 以下)，而患者又要求提高视力时，可以手术摘除白内障或在摘除白内障的同时植入后房型人工晶体。

(7)单纯摘除白内障手术后，应及时戴合适的矫正眼镜。幼儿或儿童，双眼已摘除白内障者或独眼手术者应在出院时就戴合适的眼镜，不必等术后 3 个月才配镜。

参考文献

[1] 吕天伟.现代眼科常见疾病诊疗[M].南昌:江西科学技术出版社,2019.

[2] 吴革平.耳鼻咽喉与眼科疾病临床诊疗技术[M].济南:山东大学出版社,2021.

[3] 张雅丽.精编临床眼科诊疗学[M].长春:吉林科学技术出版社,2020.

[4] 张爱霞.新编眼科常见病治疗方案[M].南昌:江西科学技术出版社,2019.

[5] 姚靖.实用眼科指南[M].天津:天津科学技术出版社,2020.

[6] 黄静.实用眼科疾病诊治[M].天津:天津科学技术出版社,2019.

[7] 颜建华.斜视临床诊疗[M].北京:人民卫生出版社,2021.

[8] 姜蕾.眼科临床诊治基础与技巧[M].长春:吉林科学技术出版社,2020.

[9] 颜廷芹.临床眼科诊疗常规[M].沈阳:沈阳出版社,2020.

[10] 王桂初.精编眼科疾病诊疗学[M].长春:吉林科学技术出版社,2019.

[11] 郑得海.眼科疾病诊疗学[M].长春:吉林科学技术出版社,2020.

[12] 张鸿.眼科临床检查与诊治技巧[M].昆明:云南科技出版社,2020.

[13] 李玲.现代眼科疾病诊疗学[M].昆明:云南科技出版社,2020.

[14] 李青松.实用眼科疾病诊疗精要[M].北京:科学技术文献出版社,2019.

[15] 王炳烽.眼科临床实践[M].哈尔滨:黑龙江科学技术出版社,2019.

[16] 李艳丽.眼科检查技术与疾病概要[M].沈阳:沈阳出版社,2020.

[17] 刘瑞斌.临床眼科疾病诊疗基础与技术[M].北京:科学技术文献出版社,2019.

[18] 苏杰.眼科疾病临床诊疗[M].北京:科学技术文献出版社,2019.

[19] 冯梅艳.现代眼科疾病诊疗与护理[M].哈尔滨:黑龙江科学技术出版社,2019.
[20] 刘淑伟.临床眼科医师治疗手册[M].武汉:湖北科学技术出版社,2020.
[21] 王斌,李青松,韦乐强,等.临床眼科疾病诊疗实践[M].北京:科学技术文献出版社,2019.
[22] 晁岱岭.眼科疾病临床诊疗要点[M].南昌:江西科学技术出版社,2020.
[23] 庞凤.眼科疾病临床诊疗思维[M].哈尔滨:黑龙江科学技术出版社,2019.
[24] 陈迪.实用眼科诊疗学[M].长春:吉林科学技术出版社,2019.
[25] 赵华奇.眼科疾病临床实用技术[M].北京:科学技术文献出版社,2019.
[26] 黎晓新,姜燕荣.眼科医师技能培训大纲[M].北京:人民卫生出版社,2019.
[27] 陈中山.眼科疾病临床诊疗精要[M].北京:科学技术文献出版社,2019.
[28] 郝艳洁.精编眼科疾病诊疗方法[M].天津:天津科学技术出版社,2020.
[29] 邵毅.眼科疾病临床诊疗技术[M].北京:科学技术文献出版社,2019.
[30] 周茂伟.精编眼科诊疗常规[M].长春:吉林科学技术出版社,2020.
[31] 马伊.新编眼科疾病诊疗学[M].天津:天津科学技术出版社,2020.
[32] 秦玉霞.实用临床眼科病学[M].昆明:云南科技出版社,2019.
[33] 王文.眼科检查与诊疗技术[M].哈尔滨:黑龙江科学技术出版社,2020.
[34] 党晓辉.新编耳鼻咽喉与眼科诊疗学[M].天津:天津科学技术出版社,2019.
[35] 赵耀.常见眼科疾病临床诊疗与实践[M].天津:天津科学技术出版社,2019.
[36] 姚克,王玮.中国白内障诊疗技术70年回顾[J].中华眼科杂志,2020,56(5):321-324.
[37] 张伟,赵堪兴,李月平.新中国斜视与小儿眼科学科建设和诊疗技术发展历程[J].中华眼科杂志,2020,56(3):161-165.
[38] 石一宁.《小儿眼科与斜视》(译著)一书出版[J].临床眼科杂志,2021,29(3):219.
[39] 王春艳,王海燕,王雨生.眼科首诊的癌症相关性视网膜病变1例[J].临床医学研究与实践,2020,5(31):1-6.
[40] 冯鑫媛.关注全身疾病对眼科诊疗的意义[J].中华医学信息导报,2022,37(4):16.